図解 PREMIUM

肥満治療の名医が教える

ごっそり 内臓脂肪が落ちる 食事術

よこはま土田メディカルクリニック院長

土田 隆

日本文芸社

はじめに

私が、はじめて内臓脂肪という言葉を知ったのは学術論文を読んでいたときで、今から40年近く前のことです。

その頃は、脳神経外科医として昼夜を問わず、脳卒中の患者さんの対応に追われていました。健康のために生活習慣を管理するという考えが当時はまだ浸透していなかったため、高血圧や糖尿病を基礎疾患として持っている方が、自己管理の悪さゆえに脳卒中を引き起こすケースが非常に多かったのです。

そうした患者さんたちを診ているうちに、血圧や血糖に異常をきたす方は共通して「体重が重すぎる」、「内臓脂肪が増えすぎている」ことに気がつきました。それからというもの、脳卒中の予防に最も必要なのは体重の管理、さらに突き詰めていえば、内臓脂肪の低減こそが重要であると、常に考えるようになっていったのです。以降、脳神経外科の診療の傍ら、患者さんの肥満解消や内臓脂肪を低減させることにも力を入れ、これまで数多くの方にアドバイスや診療を行ってきました。

昔と違い、今では「健康のためのダイエット」という考えが一般的に普及しています。しかし、どうしても「簡単に・楽に・短期間にやせる」ということばかりに目がいってしまい、必要以上に無理をして体調を崩したり、ダイエットがきつすぎて途中で断念してしまう方が少なくないのも事実です。

そこで本書では、いかに「無理なく継続できる方法で内臓脂肪を減らしていくか」をテーマに、そのノウハウをわかりやすく紹介していきたいと思います。ぜひ、最後までお読みください。

よこはま土田メディカルクリニック院長　**土田 隆**

最強プログラム

ら紹介する4つのプログラムで内臓脂肪が落ちる食べ方を身につけましょう。

プログラム 1

胃を本来の大きさに戻す

胃の大きさを元に戻せば
内臓脂肪は落とせる

内臓脂肪が増えるのは、大きくなりすぎた胃のせい。まずは胃の大きさを元の状態に戻すことを目標にしましょう。胃が小さくなれば、それに見合った食事の量で満足でき、無理なく減食ができます。

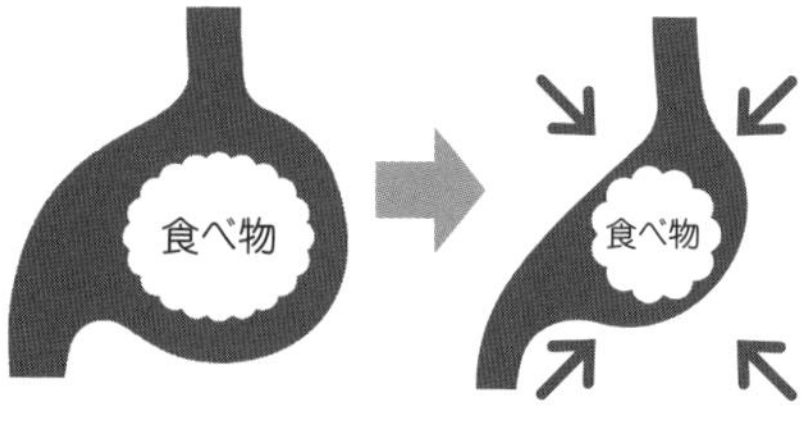

肥大した胃　　元の状態の胃

プログラム 2

食事の半分を
たんぱく質が豊富な食品に変える

たんぱく質をとる量を増やせば
やせる体に！

筋肉の60％はたんぱく質で構成されているため、たんぱく質を多くとることで筋量、筋力がアップ。これが基礎代謝量を上げ、脂肪の燃えやすい体にします。食事の半分を高たんぱく食品にしましょう。

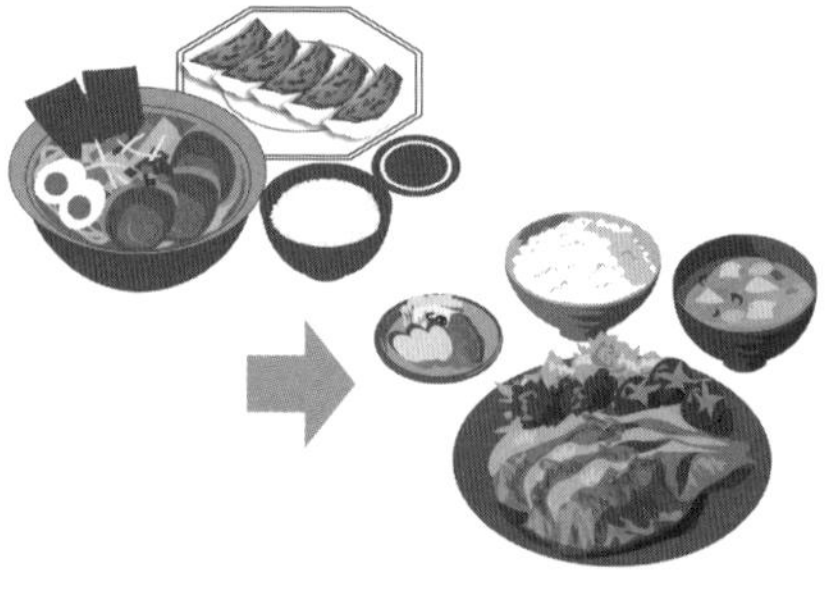

土田式

内臓脂肪が落ちる

内臓脂肪をため込んでしまう原因は、 食べ方に問題があったから。これか

プログラム
3

「内臓脂肪燃焼 万能ふりかけ」をつくる＆使う

高野《こうや》豆腐パワーで内臓脂肪燃焼を促進

高野豆腐は最強の高たんぱく質食材。そのまま食べても効果的ですが、高野豆腐でつくる「内臓脂肪燃焼 万能ふりかけ」なら、いつでもどんな食品にも使いやすく、手軽にたんぱく質を摂取できます。

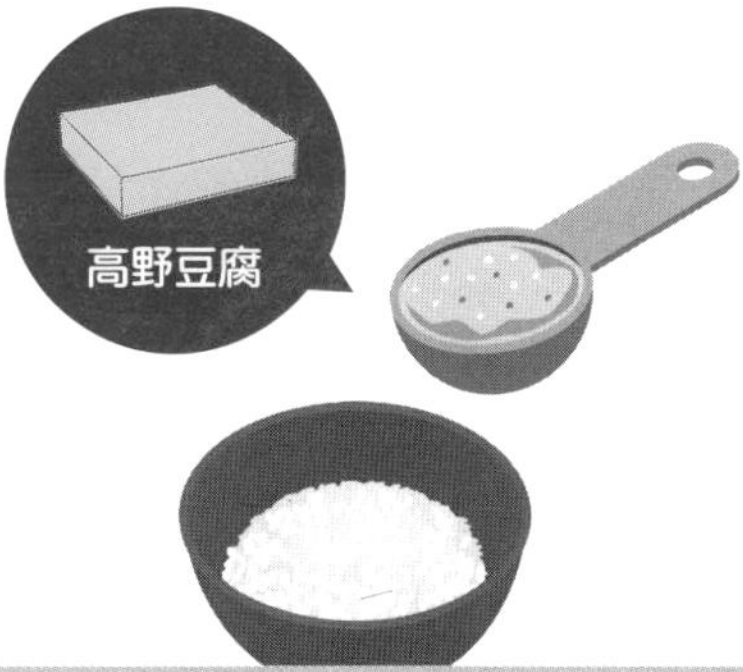

プログラム
4

「土田式 8の字運動」で広背筋《こうはいきん》を鍛える

大きな筋肉・広背筋を鍛えて基礎代謝量のアップを狙う

上半身の筋肉のなかでも広範囲を占める、広背筋を鍛えることで、消費エネルギーを効率よく高め、脂肪燃焼を促進させることができます。腹筋の筋力不足もカバーし、ぽっこりお腹の抑制にも。

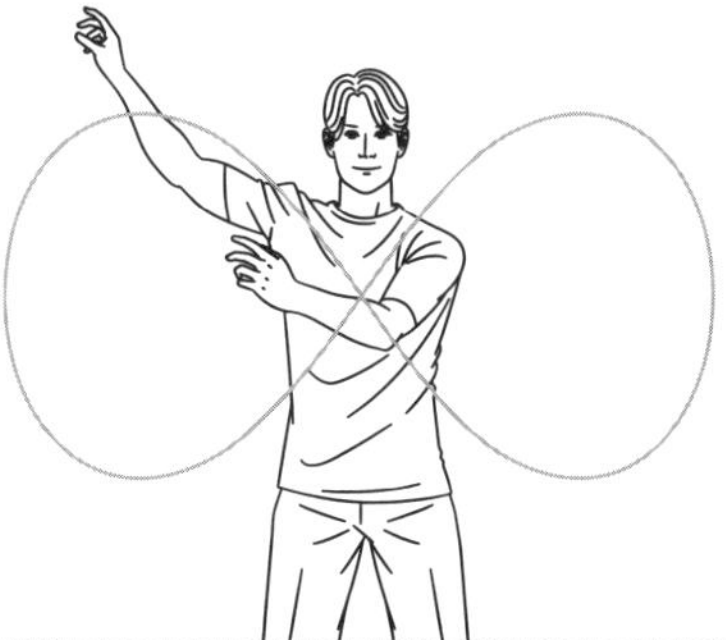

プログラム

1

胃を本来の大きさに戻す

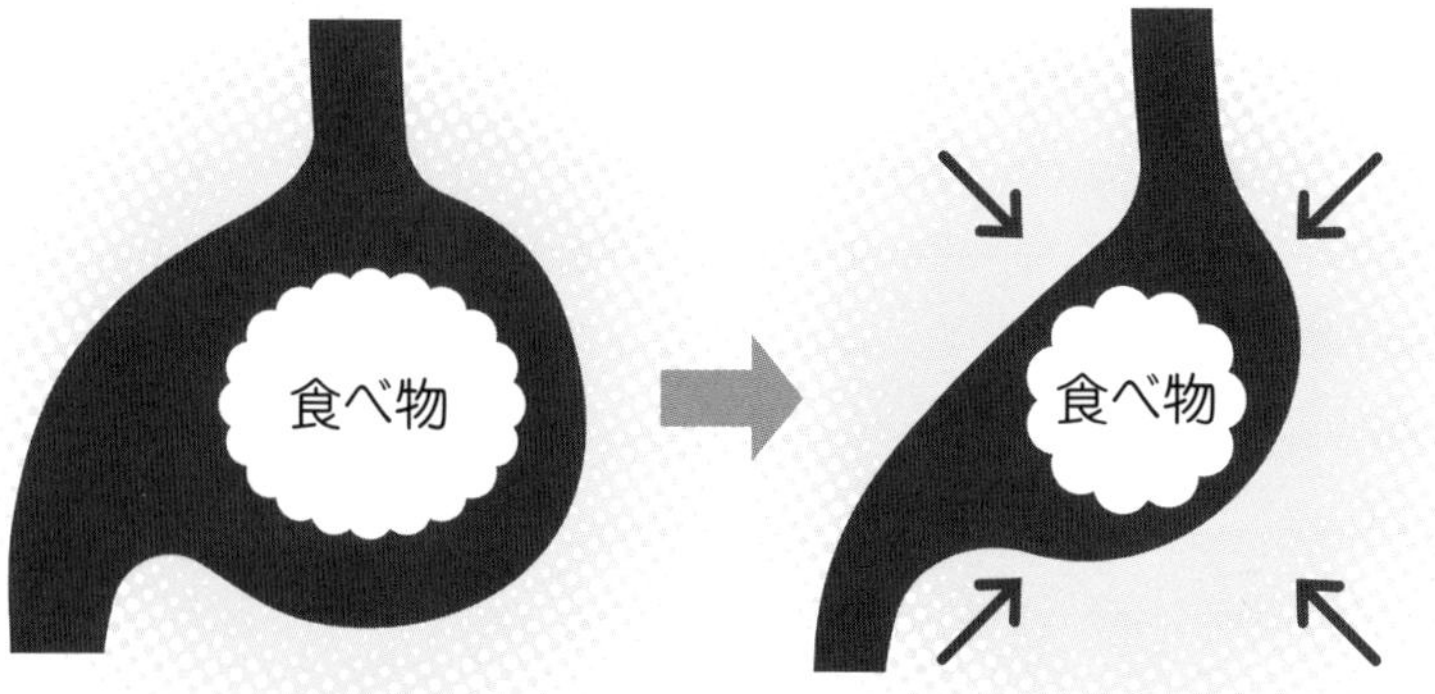

食事量を無理なく減らして
内臓脂肪を落とす！

食べすぎで大きくなった胃を本来のサイズに戻せば、食事量が減るため、自然と内臓脂肪も減少します。本書で紹介する小分けにして食事をとる方法で、血糖値の乱高下も起きにくくなり、空腹感も抑えられます。また、よく噛むことで空腹感を抑えるセロトニンなどが分泌されます。

内臓脂肪が落ちないのは大きくなりすぎた胃のせい！

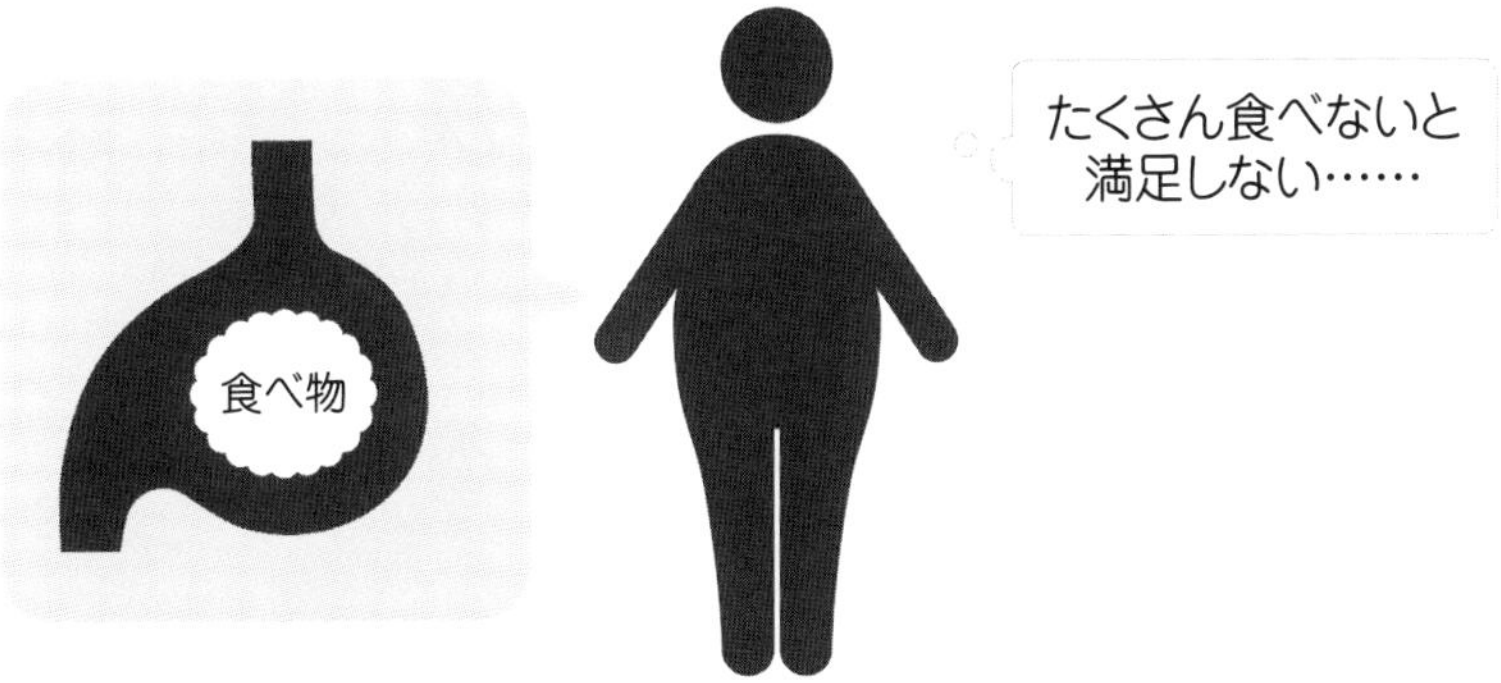
食べ物
たくさん食べないと満足しない……

食べる量を減らして胃が小さくなると……

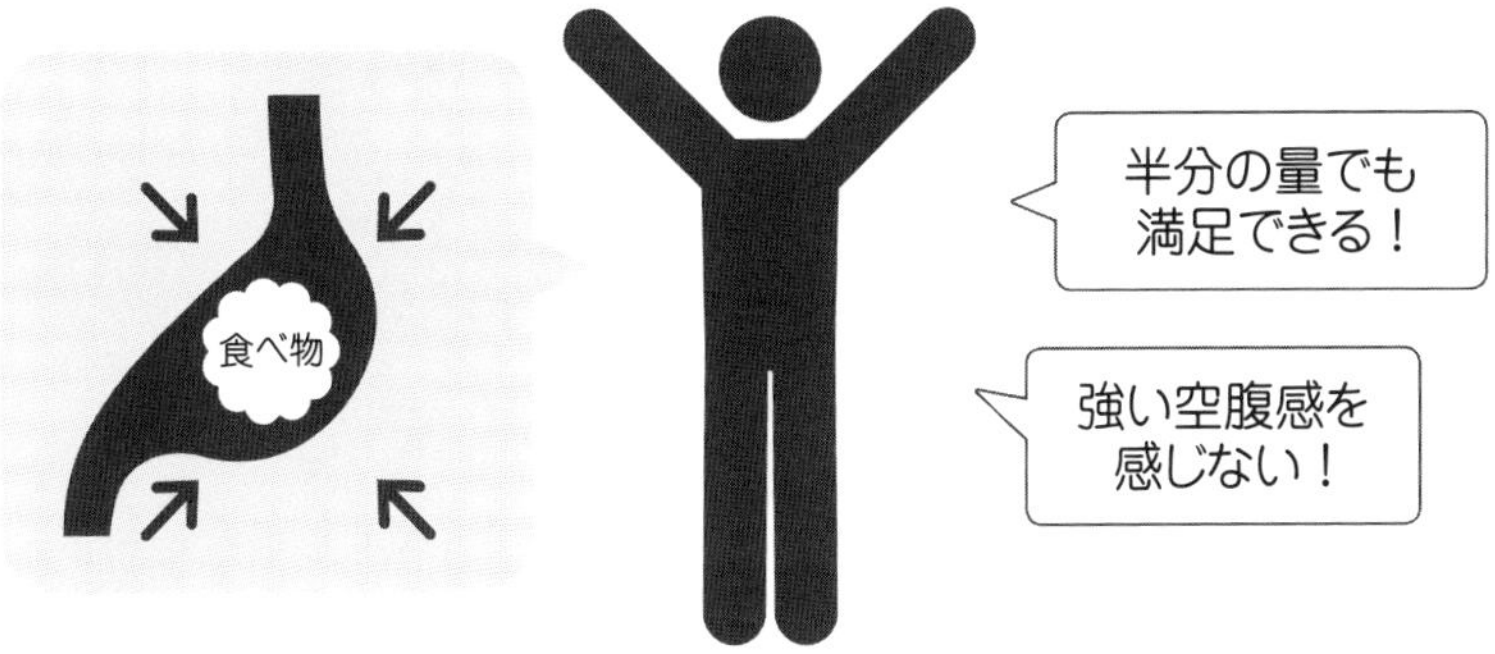
食べ物
半分の量でも満足できる！
強い空腹感を感じない！

食べる量が減って自然に内臓脂肪が落ちていく！

プログラム
2

食事の半分をたんぱく質が豊富な食品に変える

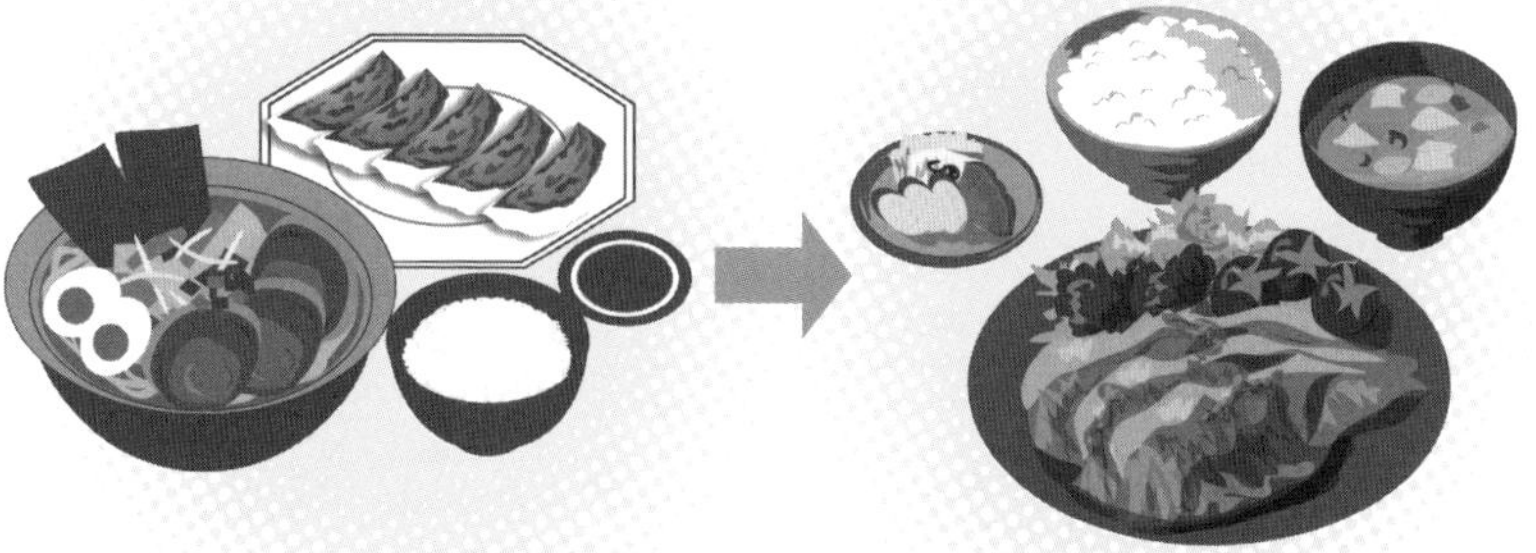

たんぱく質の摂取量を増やして脂肪の代謝力を上げる！

たんぱく質の摂取量を増やすと筋肉が増え、その結果、基礎代謝が上がって脂肪が燃焼されやすくなります。また、たんぱく質は消費効率がよく脂肪になりにくいので、割合の目安を「たんぱく質５：炭水化物３：脂質２」として、内臓脂肪対策の鉄板メニューを考えてみてください。

たんぱく質をとらなきゃやせられない！

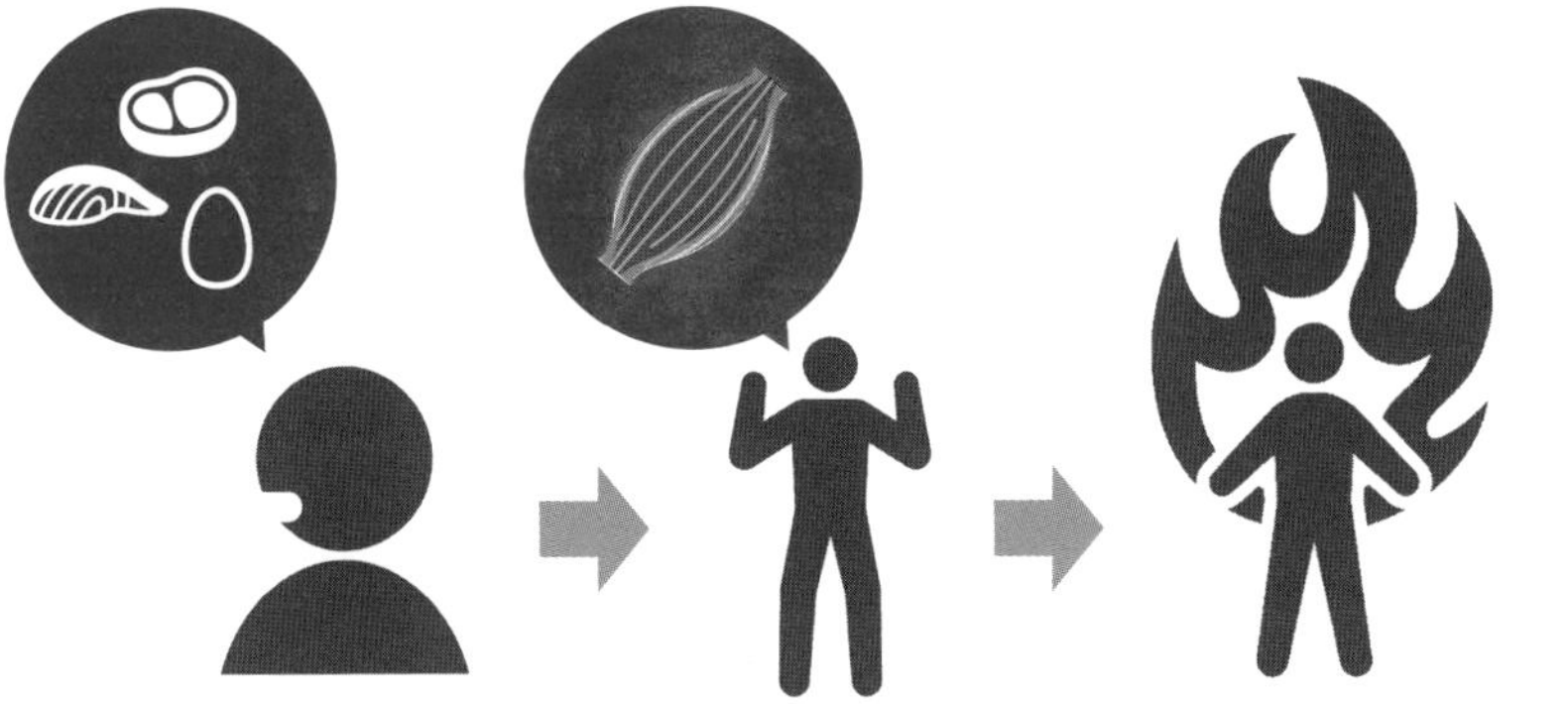

たんぱく質を十分に摂取する → 筋肉がしっかりとつくられる → 基礎代謝が上がり脂肪を燃焼する体に

たんぱく質は圧倒的に脂肪になりにくい！

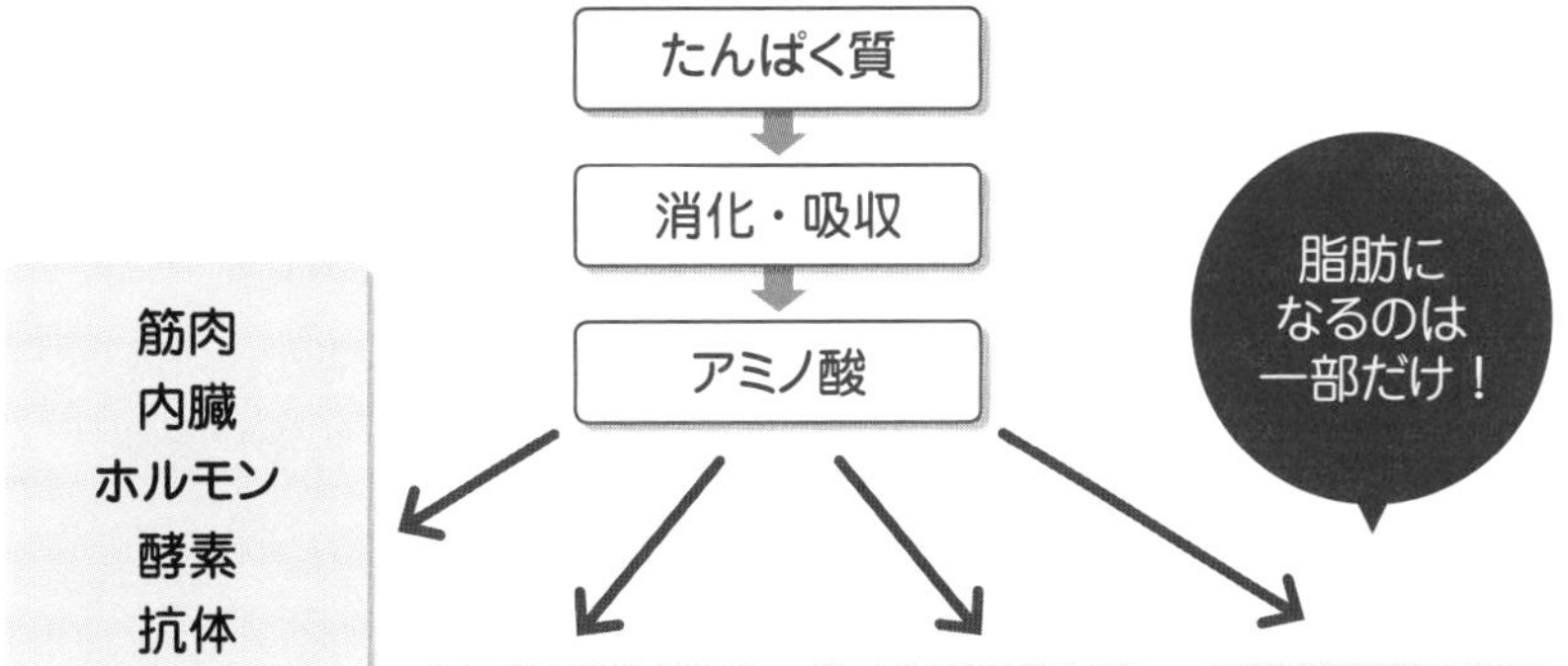

プログラム
3

「内臓脂肪燃焼 万能ふりかけ」をつくる＆使う

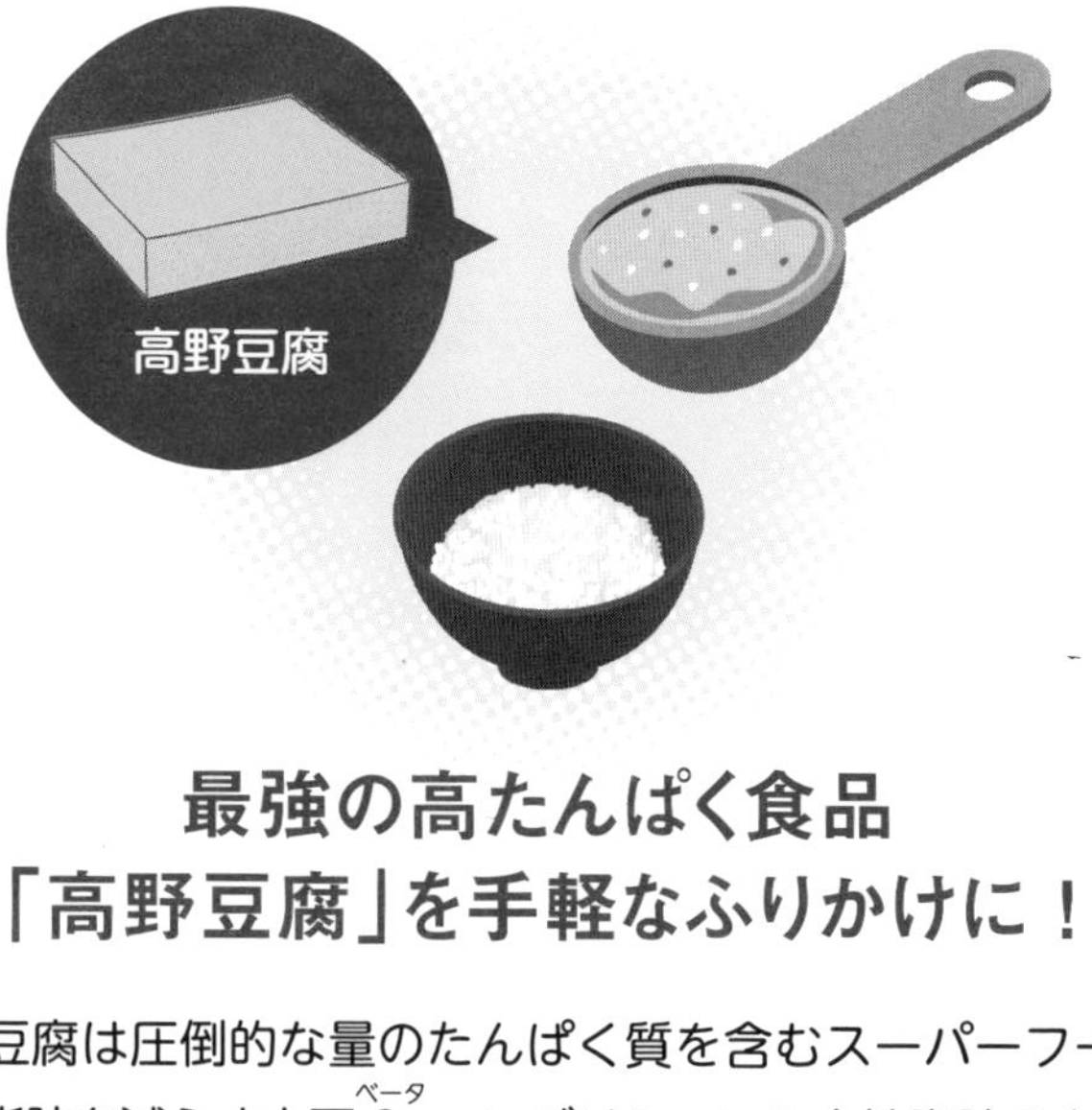

最強の高たんぱく食品「高野豆腐」を手軽なふりかけに！

高野豆腐は圧倒的な量のたんぱく質を含むスーパーフード。内臓脂肪を減らす大豆β《ベータ》-コングリシニンや中性脂肪の上昇を抑制するレジスタントタンパク、腸内環境を整える食物繊維も豊富です。そんな高野豆腐を原料としたふりかけは、どんな料理も高たんぱく食にしてしまうすぐれものです。

高野豆腐なら効率よくたんぱく質を摂取できる！

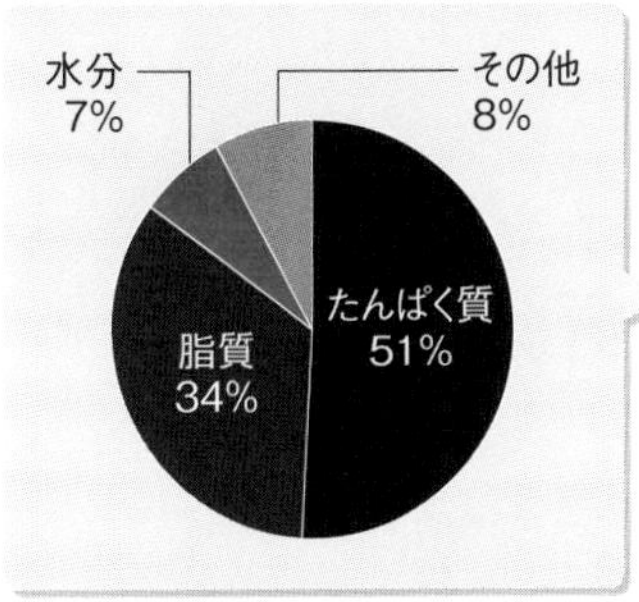

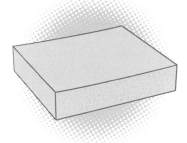

出典：文部科学省「日本食品標準成分表増補2023年（八訂）」をもとに作成

高野豆腐は約半分がたんぱく質でできている！

高野豆腐は成分の約50%がたんぱく質。その含有量は、優秀なたんぱく質食材として知られる木綿豆腐の約7倍にもあたります。脂質の多くも血管の健康を保つ不飽和脂肪酸なので安心。糖質が少なく低カロリーな点も特徴のひとつです。

かけるだけで内臓脂肪が燃焼！

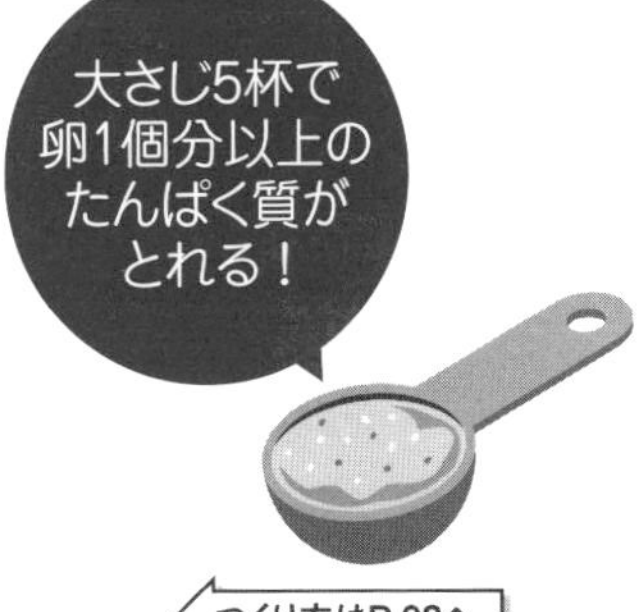

つくり方はP.98へ

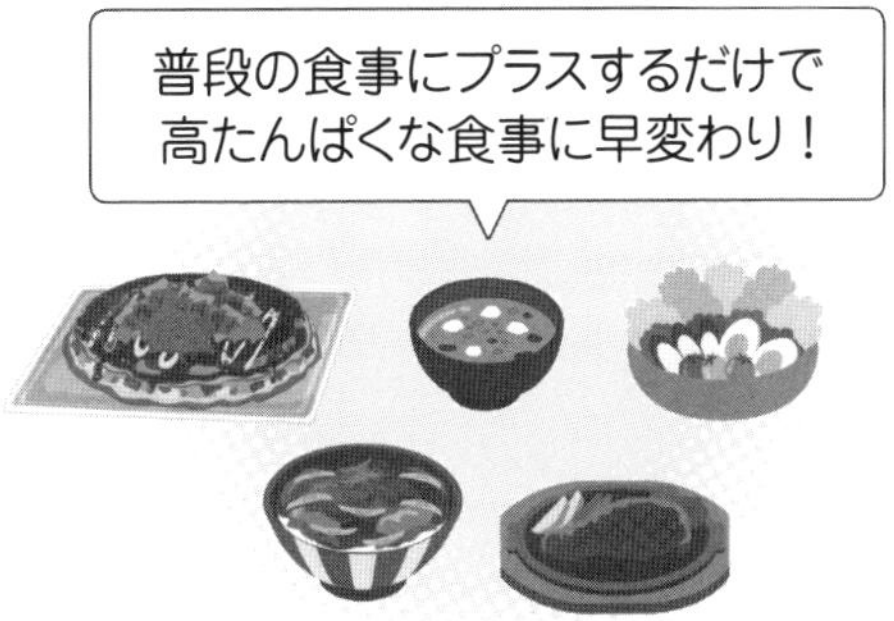

プログラム
4

「土田式 8の字運動」で
広背筋を鍛える

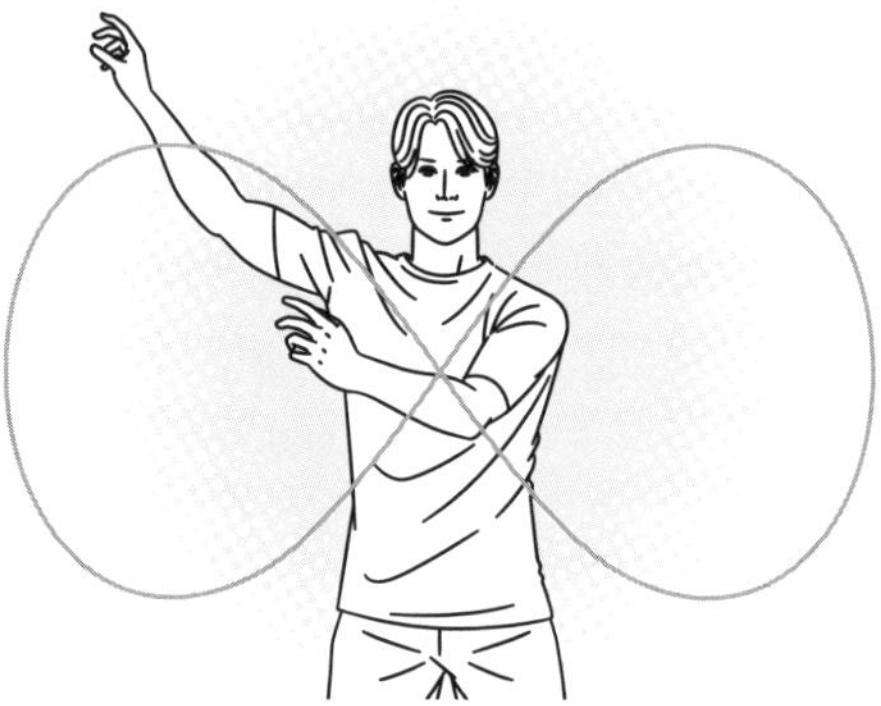

内臓脂肪を落とすには
大きな筋肉を狙って筋肉量アップ

背中の大きな筋肉である広背筋は衰えやすい一方、鍛えれば確実に筋肉量を増やすことができ、基礎代謝が上がるため、内臓脂肪を減らすのにも効果的。逆に広背筋の筋力が弱いと腹筋に力が入りにくくなり、内臓を支えきれずぽっこりお腹に。「土田式 8の字運動」は、広背筋を効率よく鍛えることができます。

広背筋を鍛えれば内臓脂肪がみるみる落ちる！

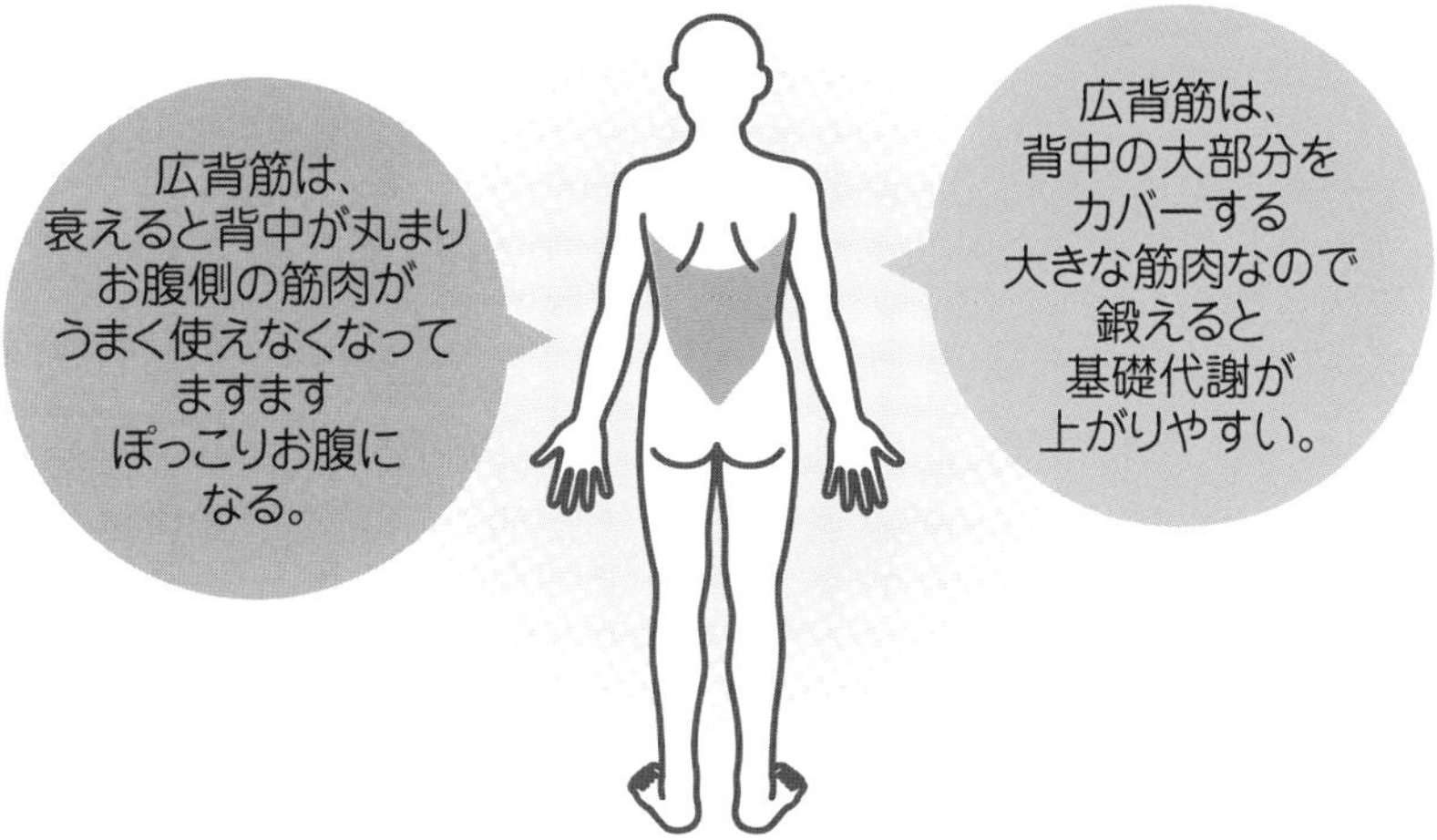
広背筋は、
衰えると背中が丸まり
お腹側の筋肉が
うまく使えなくなって
ますます
ぽっこりお腹に
なる。
広背筋は、
背中の大部分を
カバーする
大きな筋肉なので
鍛えると
基礎代謝が
上がりやすい。

意識的に鍛えるべきは広背筋！

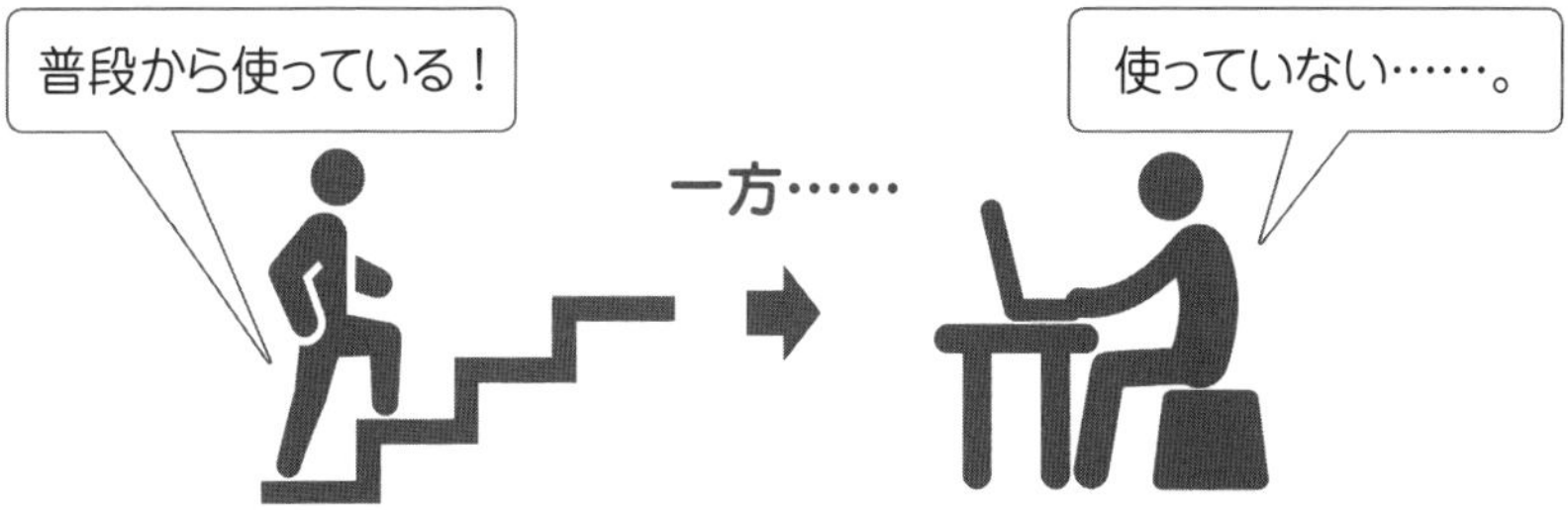
普段から使っている！
一方……
使っていない……。

大きな筋肉を鍛える場合、太ももなどの下半身が対象とされやすいが、日常的にも使われている筋肉のため、意外と衰えにくい。

広背筋などの背中の筋肉は、意識しないと使われていないことが多く、しかも下半身より衰えやすいので、積極的に鍛える必要がある。

最強プログラムのやり方

すが、続けていけば確実に内臓脂肪が落ちていき、リバウンド知らずの体に。

プログラム 1

胃を本来の大きさに戻す

食べすぎで大きくなってしまった胃のサイズを元に戻していきます。個人差はありますが、1週間ほどで自然と食べる量が減っていくでしょう。

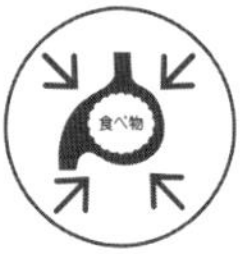

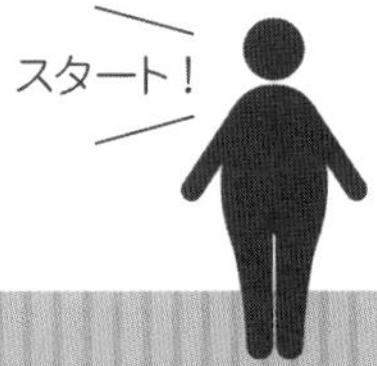

プログラム 2

食事の半分をたんぱく質が豊富な食品に変える

胃を本来のサイズに保ったまま、たんぱく質が豊富な食品を食べる割合を増やしましょう。1食のうちの半分をたんぱく質を多く含む食品にします。

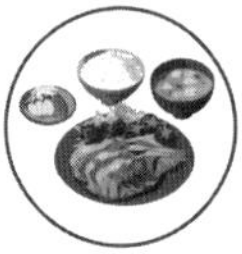

1週間目

1週間かけて食事量を今までの半分にしていく

1食を半量ずつ2回に分けて食べます。1回の量は半分になりますが、小分けに食べることで空腹感を抑えられます。1日の食事回数を徐々に減らしていくと、1週間後は今までの半分の食事量で満足できる胃になっているでしょう。

ダイエットは2週間以上やっても意味がなかった!?

頑張ってダイエットを続けているのに体重が落ちなくなった経験はありませんか？ これはホメオスタシス（恒常性）という、人間（生物）が持つ性質によって誰にでも起こる、体が現在の状態を保とうとする現象です。8カ月で体重が5%減少すると働き始めるといわれているため、まずは最初の1週間で一気に内臓脂肪を落としてしまいましょう。

実践！ 土田式 内臓脂肪が落ちる

4つのプログラムのやり方を紹介します。思うようにやせられない期間もありま

プログラム 3

「内臓脂肪燃焼 万能ふりかけ」をつくる＆使う

たんぱく質の摂取量を増やすためにぴったりなのが、高野豆腐でつくる「内臓脂肪燃焼 万能ふりかけ」。肉や魚などを食べるのが難しいときも、このふりかけなら、あらゆる食品にかけたり混ぜたりするだけで、手軽にたんぱく質を摂取できます。

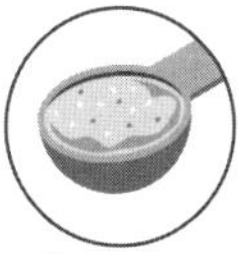

プログラム 4

「土田式 8の字運動」で広背筋を鍛える

内臓脂肪を効率よく落とすには、たんぱく質を摂取するとともに、筋肉を大きくすることも欠かせません。そのターゲットとしたいのが上半身の大部分を占めている広背筋。「土田式 8の字運動」で鍛えることにより、効率よく代謝力がアップ。

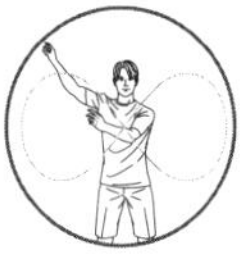

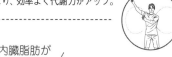

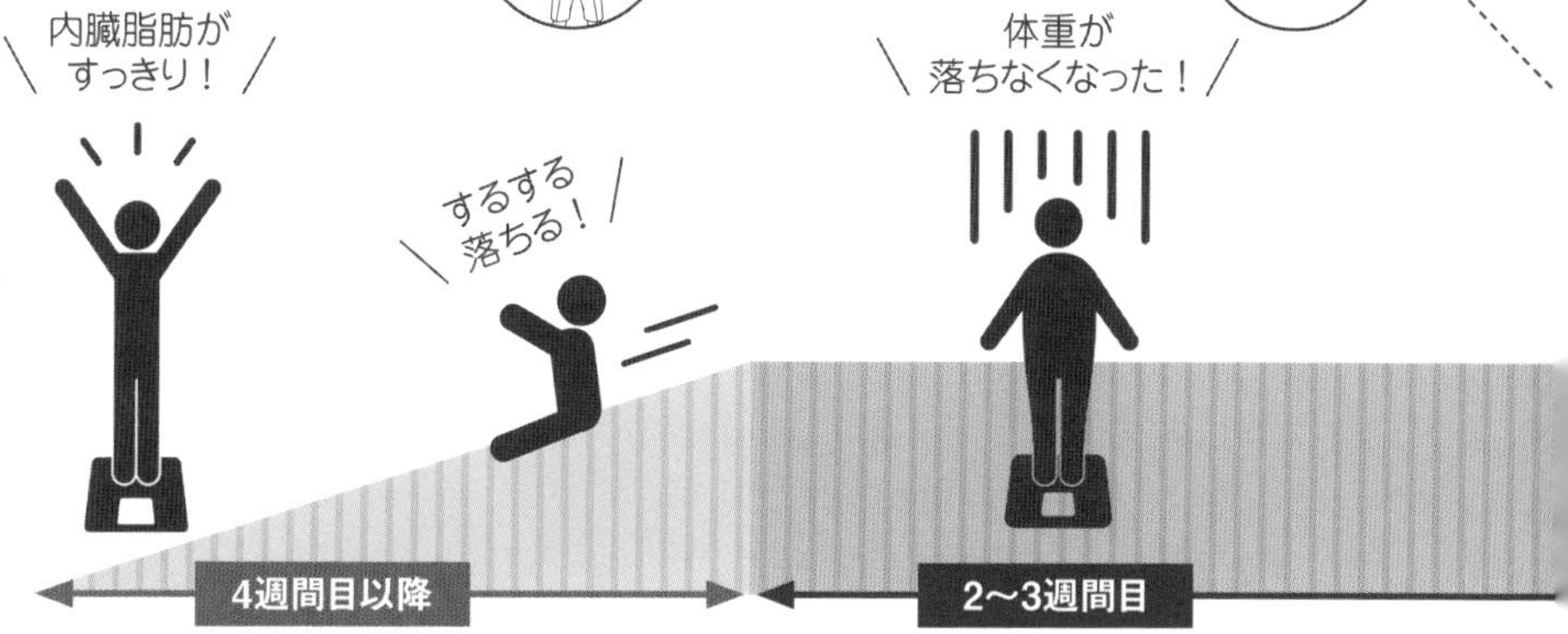

体重が落ちなくなっても焦らず続ける

食事量を減らしてから約2〜3週間で体重が落ちにくくなる停滞期間に入りますが、この間も確実に体は変化しています。焦って無理に食事量を減らしたり、諦めモードで暴飲暴食に走ったりしないこと。たんぱく質の量を増やした食事を続けましょう。

再び体重が落ち始め徐々に体型も変化していく

体重が落ちにくい停滞期を過ぎると、再び体重が落ちるようになります。体重が落ちない期間は、約2週間から1カ月続くこともありますが、めげずに継続していけば体型にも変化があらわれます。そうして、これまでより健康な体に近づくことができるでしょう。

目次

第2章 胃の大きさを元に戻す！

目次

第3章 たんぱく質をとればやせる体になる！

column

第4章

みるみる落ちる! 内臓脂肪燃焼 万能ふりかけをつくろう!

column

目次

第5章

5分からでOK！ 内臓脂肪を落とす運動習慣

第1章

内臓脂肪を落とさないとヤバい理由

内臓脂肪をため込んでいる人は年々増えている!?

40～50代の男性の40%近くが肥満状態

年齢を重ねるにつれて体型の変化や体重が気になるけれど、効果的な解決手段がなかなか見つからない……。そんな悩みを抱えている人が少なくないことを、あるデータが示しています。

厚生労働省が２０１９年に発表した「国民健康・栄養調査」によれば、20歳以上の肥満者の割合は男性が33%、女性で22・３%となっており、男性のほうが高い傾向にあります。また、過去５年間の推移を見ると、男女ともに２０１５年以降からじわじわ増加しているのが特徴です。

年代別では、男性の40代が39・７%と一番高く、次いで50代が39・２%。つまり、40～50代の４割近くが肥満の状態にあるわけです。一方、女性は高年齢層の肥満化が目立ち、60代で28・１%と最も高くなっています。

ちなみに、世界的に見ても肥満の人が増えているようです。世界肥満連合（ＷＯＦ）の調査報告では、１９７５年から２０１６年の間に肥満者の数が全世界で約3倍に増えたとも。欧米各国が軒並み肥満傾向にあるのに対し、日本は肥満者の割合が比較的少ないこともわかっています。

ただし、先ほどの調査結果を踏まえると安心はできません。肥満は見た目の問題だけではなく、様々な生活習慣病を引き起こす原因にもなります。手遅れになる前に、早めの対策を心がけたいものです。

太っている人は増加傾向にある!?

世界的に見ても肥満者が少ないとされる日本ですが、実は男女ともに肥満の人が年々増えています。

肥満者の年次推移

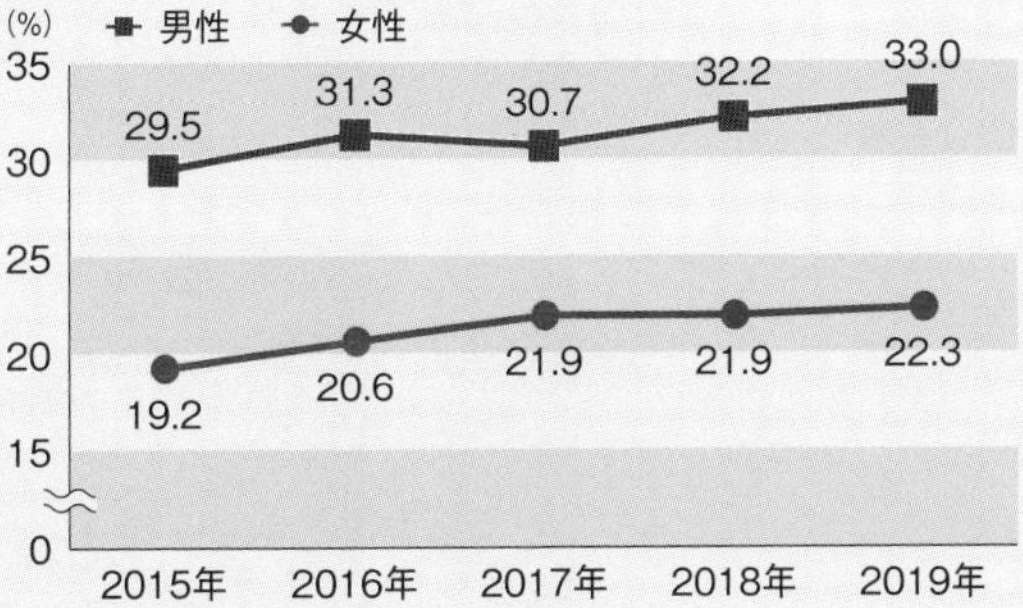

出典：厚生労働省「令和元年 国民健康・栄養調査結果の概要」より作成、一部改変

成人の男性は約3割 女性は約2割が肥満

2019年の時点で、肥満者の割合は男性で33.0%、女性は22.3%と男性のほうが割合が高く、男女ともに2015年から増加傾向にあることがわかります。

40～50代の男性の約4割が肥満!?

全体的に見て太っている人の割合は男性のほうが高く、40～50代では4割近くが肥満の状態。女性では60代以上で数字の高まりが顕著に見られます。

肥満者の年齢別の割合

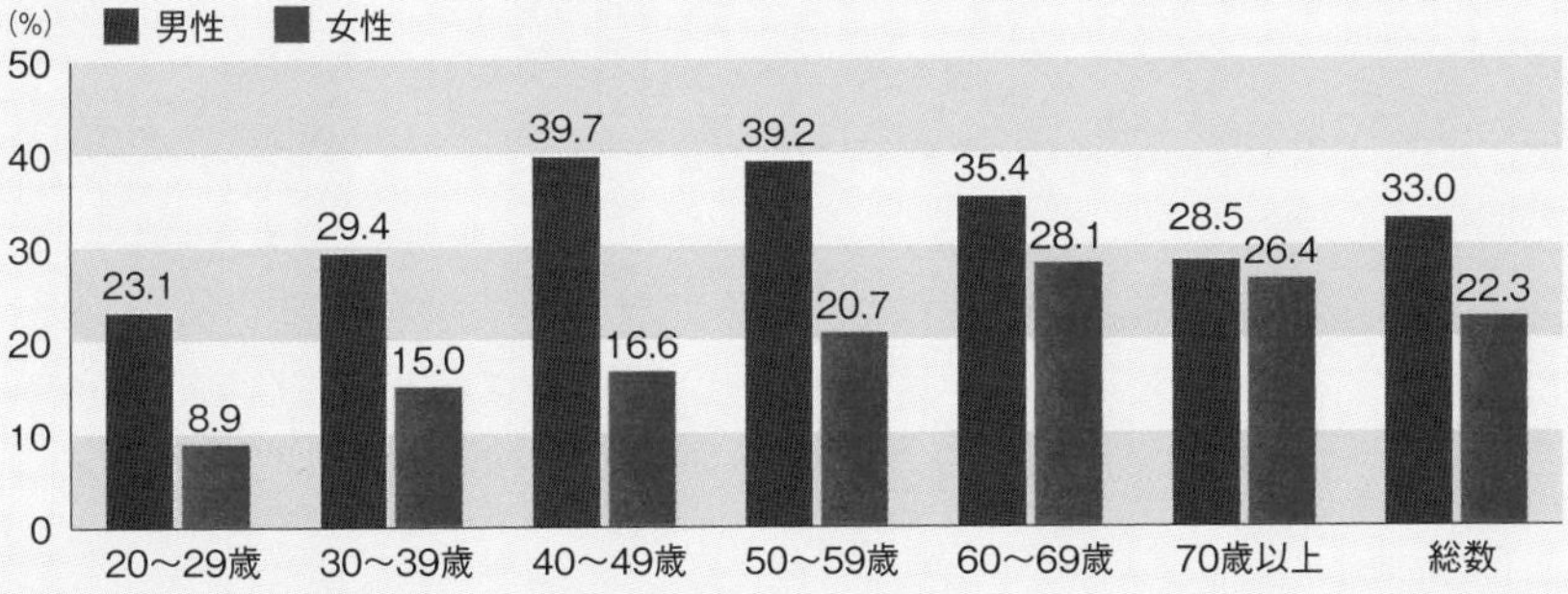

出典：厚生労働省「令和元年 国民健康・栄養調査結果の概要」より作成、一部改変

そもそも何で脂肪がつくの？

体脂肪は人体を守る重要な働きをする

前のページでは、日本人の肥満者が、年々増加傾向にあることを紹介しました。では、そもそも肥満とはどのような状態を指すのでしょうか。

肥満を一言でいうと、「脂肪が必要以上に蓄積された状態」です。食べすぎや運動不足といった生活習慣の乱れなどによって脂肪が過剰に増えると、肥満になるわけです。

人体の組織は約60%が水分でできており、約22%が内臓・筋肉・骨、残りの約18%が脂肪で構成されています。一見、脂肪と聞くとあまりよい印象を持ちませんが、全体の2割弱の比率を占めているのは、人間が生きていく上で、なくてはならないものだからです。

脂肪には、栄養やエネルギーを貯蔵する、体温を保持する、体外からの衝撃や圧力を和らげるといった重要な働きのほか、ホルモンなどの生成、ビタミンの消化・吸収の手助け、内臓の位置を保ってくれる機能もあります。

この脂肪は大きく「皮下脂肪」と「内臓脂肪」に分けられます。皮下脂肪は体全体を覆うように蓄積する脂肪で、女性のほうがつきやすいもの。一方、内臓脂肪は体の奥深くにたまり、男性につきやすい傾向があります。皮下脂肪の多い人は「皮下脂肪型肥満」、内臓脂肪の多い人は「内臓脂肪型肥満」というように区別されますが、どちらの脂肪が増えるかは人によって異なります。

脂肪には重要な役割がある！

やっかい者にされがちな脂肪ですが、実は貯蔵庫や断熱材、クッションのような働きをして、私たちの生命を守ってくれています。

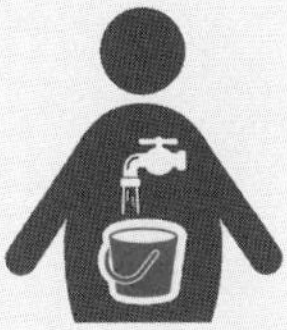

エネルギーを貯蔵する

脂肪をエネルギー源として蓄え、飢餓状態など緊急時に備えます。

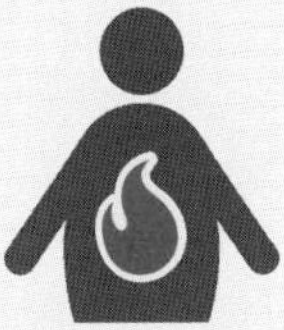

体温を保持する

外気を遮断する断熱材の役割を担い、体温を一定に保ちます。

体外からの衝撃を和らげる

クッションのように、外部からの衝撃を和らげて臓器を保護。

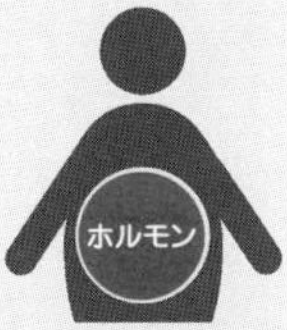

ホルモンなどを構成する

ホルモンや細胞膜、核膜を構成する役割があります。

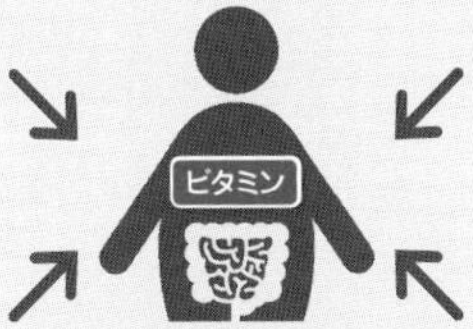

ビタミンなどを消化・吸収する

小腸で、脂溶性ビタミンの吸収を助ける働きがあります。

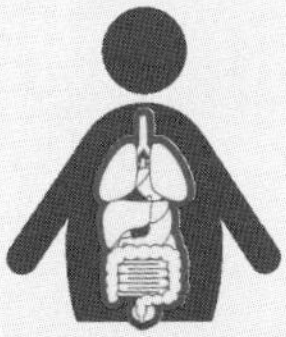

内臓の位置を保つ

体の深部の内臓脂肪は、内臓の位置を固定する役割を持ちます。

脂肪には大きく2種類ある

皮下脂肪

- 腰や太ももにつきやすい
- 女性につきやすい
- 落としにくい
- 乳がんや睡眠時無呼吸症候群などのリスクが高まる
- 外見でわかりやすい

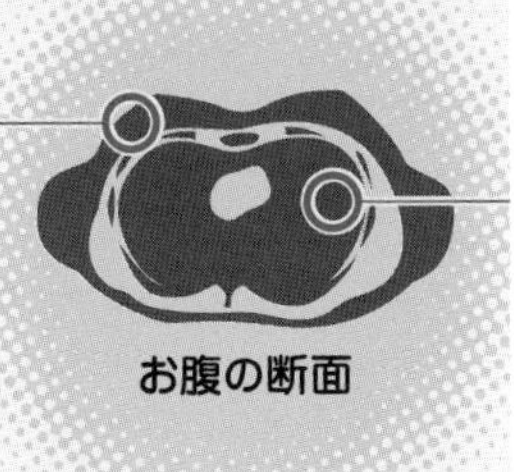

お腹の断面

内臓脂肪

- お腹まわりにつきやすい
- 男性につきやすい
- 増えやすい
- 落としやすい
- 生活習慣病などのリスクが高まる
- 外見からはわかりにくい場合もある

第1章

内臓脂肪は30代から増える!?

性ホルモンの減少が肥満を招く

脂肪は内臓脂肪と皮下脂肪に分類できると説明しましたが、たまりすぎるとやっかいなのは内臓脂肪。内臓脂肪は皮下脂肪よりも活性度が高く、体に悪影響をもたらす様々な物質を分泌する上、短期間で蓄積するからです。

特に男性の場合、30代以降は警戒が必要。脂肪を燃焼させる働きを持つ「テストステロン」という男性ホルモンが、20代をピークに分泌量が減るためです。30代、40代から内臓脂肪型肥満の男性が増え始めるのは、このホルモン減少との関係があると考えられています。

一方、女性は「エストロゲン」という内臓脂肪をつきにくくする女性ホルモンが作用していますが、閉経後はその分泌量が減少。相対的に更年期女性においては男性ホルモンの値が上がってしまい、結果として皮下脂肪より内臓脂肪をため込みやすい体になってしまいます。

また性ホルモンの減少だけでなく、ストレスを受けることでも、内臓脂肪を増やすリスクが高まります。ストレスを感じると分泌されるコルチゾールというホルモンが増加することで、食欲を抑えるホルモンであるセロトニンの働きを抑制して食べすぎてしまうからです。年齢とストレス、内臓脂肪を増やす要因が重なりやすい中高年は、ぽっこりお腹になりやすいので、生活習慣を整えながら上手に気分転換をはかってください。

加齢とともに内臓脂肪はつきやすくなる!?

男女ともに性ホルモンの分泌が加齢によって減少することで、内臓脂肪がつきやすい体に。男性は30代以降、女性は閉経後に要注意です。

性ホルモン減少のイメージ

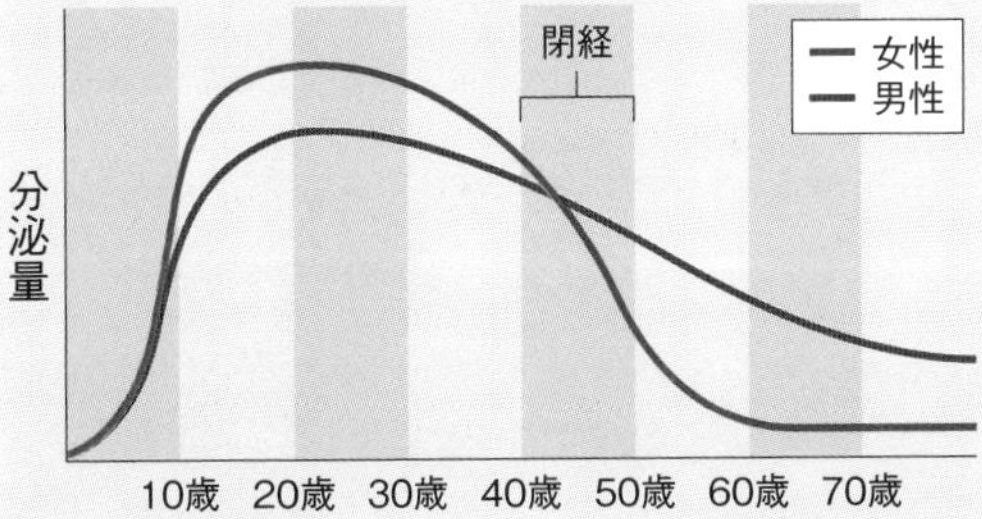

20代をピークに性ホルモンは減る一方!?

性ホルモンには、脂肪を燃焼させたり、つきにくくしたりする働きがあります。男女ともにおよそ20代をピークに減少していくため、加齢とともに内臓脂肪が増えるリスクが高まります。

ストレスがたまると内臓脂肪が増える!?

ストレスホルモンの増加が、脂肪を燃やすホルモンの減少を招くことで、太りやすい体になります。ストレスと肥満には意外な接点があるのです。

脳がストレスを感じる

↓

副腎からコルチゾールを分泌

↓

コルチゾールが増えると
セロトニンの働きが抑制され
食欲が増してしまう

↓

内臓脂肪が増加！

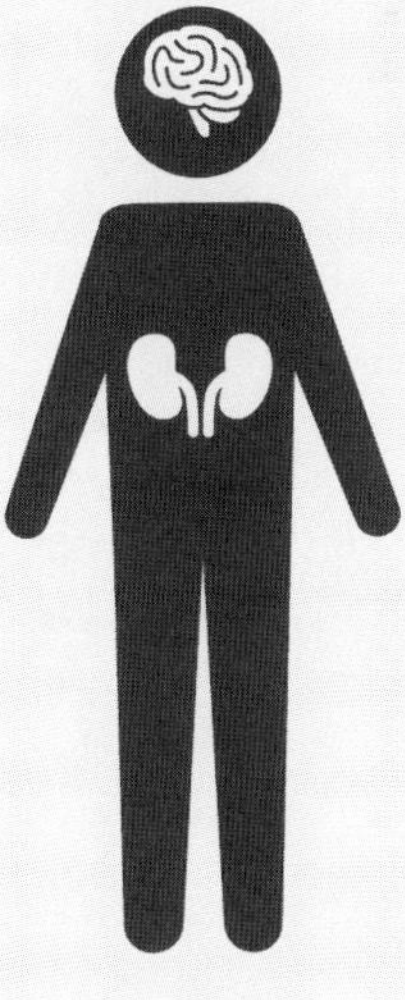

ストレスホルモンの分泌により食欲が増してしまう

ストレスを受けるとコルチゾールというストレスホルモンが分泌されます。これが増えると、食欲を抑制するホルモンのセロトニンの働きが弱まり、食欲が増加してしまいます。

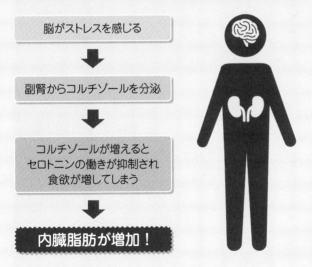

内臓脂肪はあらゆる病気の原因になる

内臓脂肪の増加は見た目の問題にとどまらず、様々な病気を引き起こす要因にも。ときには深刻な事態を招くことも知っておいてください。

内臓脂肪の増加で悪化する可能性がある診断基準

	基準範囲※1	要注意	異常
収縮期血圧	129mmHg以下	130～159mmHg	160mmHg以上
拡張期血圧	84mmHg以下	85～99mmHg	100mmHg以上

あてはまる人は**高血圧**の可能性あり！

	基準範囲※1	要注意	異常
HDLコレステロール	40mg/dL以上	35～39mg/dL	34mg/dL以下

	異常※2	基準範囲※1	要注意	異常
LDLコレステロール	59mg/dL以下	60～119mg/dL	120～179mg/dL	180mg/dL以上

	異常※3	基準範囲※1	要注意	異常
中性脂肪	29mg/dL以下	30～149mg/dL	150～499mg/dL	500mg/dL以上

あてはまる人は**動脈硬化**の可能性あり！

	基準範囲※1	要注意	異常
空腹時血糖値(FPG)	99mg/dL以下	100～125mg/dL	126mg/dL以上
HbA1c(NGSP)	5.5%以下	5.6～6.4%	6.5%以上

あてはまる人は**糖尿病**の可能性あり！

		基準範囲	要注意	異常
クレアチニン(Cr)	男性	1.00mg/dL以下	1.01～1.29mg/dL	1.30mg/dL以上
	女性	0.70mg/dL以下	0.71～0.99mg/dL	1.00mg/dL以上
eGFR【単位：mL/分/1.73㎡による】		60.0以上	45.0～59.9	44.9以下

あてはまる人は**腎機能低下**の可能性あり！

※1 将来、脳・心血管疾患を発症しうる可能性を考慮した基準範囲
※2 動脈硬化に大きな影響はないが、甲状腺機能亢進症や栄養吸収障害などになる場合がある。
※3 動脈硬化に大きな影響はないが、慢性疲労や低体温などになる場合がある。
出典：公益社団法人日本人間ドック学会「検査表の見方」より作成、一部改変

	診断基準	脂質異常症の区分
LDLコレステロール	140mg/dL以上	高LDLコレステロール血症
	120～139mg/dL	境界域高LDLコレステロール血症※2
HDLコレステロール	40mg/dL未満	低HDLコレステロール血症
トリグリセライド	150mg/dL以上(空腹時採血※1)	高トリグリセライド血症
	175mg/dL以上(随時採血※1)	
Non-HDLコレステロール	170mg/dL以上	高non-HDLコレステロール血症
	150～169mg/dL	境界域高non-HDLコレステロール血症※2

あてはまる人は**脂質異常症**の可能性あり！

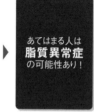

※1 基本的に10時間以上の絶食を「空腹時」とする。ただし、水やお茶などカロリーのない水分の摂取は可とする。空腹時であることが確認できない場合を「随時」とする。
※2 スクリーニングで境界域高LDL-C血症、境界域高non-HDL-C血症を示した場合は、高リスク病態がないか検討し、治療の必要性を考慮する。
出典：厚生労働省e-ヘルスネット「脂質異常症」より作成、一部改変

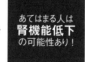

ぽっこりお腹に
なるだけじゃない？

内臓脂肪の増加が招く主な病気

高血圧

内臓脂肪の増加は、血糖値を一定に保つインスリンの効き目を悪くします。それを補おうとインスリンの分泌量が増え、血液中のインスリン濃度が高まることでナトリウムの排出障害や血管の収縮が起き、血圧が上がってしまいます。

動脈硬化

動脈硬化とは、動脈の血管がかたくなり、詰まりやすくなった状態。ここで紹介した高血圧、糖尿病、脂質異常症などが複合的に絡んで症状が進みます。脳梗塞などの要因になる場合も。

糖尿病

高血圧と同様、インスリンが関与。インスリン抵抗性（インスリンの効果が十分に発揮できない状態）や、分泌量が低下したりすることで血液中にブドウ糖があふれてしまい、高血糖（糖尿病）の状態に。

慢性腎臓病

高血圧と同様、肥満によるインスリンの働きの低下が、腎臓の機能低下や障害を起こしやすくします。近年、内臓脂肪の蓄積だけでも腎機能障害が起こることがわかってきました。

脂質異常症

血液中の脂質の濃度が、基準範囲を超えた状態。内臓脂肪が増えて肥満が進むと、その濃度が高くなっていきます。食事での脂質のとりすぎ、脂肪細胞への脂質のたまりすぎなどで発症しやすくなります。

肥満によって引き起こされる様々な悪影響

認知症やがん、生理不順や便秘まで

内臓脂肪の増えすぎなどによって肥満になると、あらゆる病気のリスクが高まり、酷い場合には生命の危機にまで及ぶこともあります。

国内外の研究で、肥満、高血圧、糖尿病、脂質異常症のどれも、認知症に結びつきやすいという研究報告があります。特に糖尿病を除く3つに該当する人は、そうでない人と比べて認知症の発生が約6倍になるとも。実際、認知症患者の約6割には内臓脂肪の増加傾向がみられ、さらに経過観察したところ、認知機能の低下が早いこともわかっています。

また、肥満とがんの相関も世界的に認識が進んでいます。国立がん研究センターからBMI（P.32参照）が27以上の人は、大腸がんのリスクが高まるとの報告も。内臓脂肪の増加を含めた肥満が、がんの要因になるのは間違いなさそうです。

このほか、内臓脂肪の増加によるインスリン抵抗性（インスリンの作用が十分に発揮できない状態）が生理不順や不妊を招くことも知られており、肥満の解消が不妊治療のひとつになる場合もあります。また、増えすぎた脂肪が喉の気道を圧迫すると、睡眠時無呼吸症候群を引き起こすケースも。同様に、胃や腸が内臓脂肪の圧迫を受ければ、逆流性食道炎や便秘といった症状になってあらわれます。肥満には思いもよらない危うさがつきまとうのです。

内臓脂肪が増えるとリスクが上がる!?

内臓脂肪の増加などによる肥満は、認知症や生理不順などを引き起こす要因にも。また、体重の増加によって、骨や関節といった部位にも悪影響が及びます。

認知症

アルツハイマー型認知症は、脳の神経細胞へたんぱく質が蓄積されることで発症します。内臓脂肪が増えてインスリンの効きが悪くなると、その蓄積がより促進され、症状を進行させてしまいます。

がん

「肥満で高濃度になったインスリンが、細胞の新陳代謝を妨げ、死ぬべきがん細胞が生き残る」など、肥満からがんを発症する原因は諸説あります。しかし、肥満とがんの相関はほぼ解明されています。

生理不順・不妊

内臓脂肪の増加によるインスリン抵抗性によって、排卵障害が起きて生理不順の状態に。また、卵子の質の低下を招くことから、受精卵が着床しにくくなり、不妊になる場合があります。

睡眠時無呼吸症候群

肥満になると内臓脂肪によって腹圧が上がり、横隔膜の動きが悪くなって、呼吸能力が低下する傾向に。こうなると、肺に流入する空気が制限され、睡眠時無呼吸症候群を引き起こします。

骨や関節にも負担がかかる

肥満の悪影響は外科的な部位にも及びます。内臓脂肪が増えれば、それだけ体も重くなります。これが骨や関節にとって大きな負担となり、関節の炎症や変形、さらにはひざや腰の慢性的な痛みなどにも繋がっていきます。

あなたはどのくらい？内臓脂肪チェック

肥満度と肥満タイプの両方を測定

本書を読み進めるうち、「自分の肥満度はどのくらいなのか」「内臓脂肪は多いのか少ないのか」と、気になった人もいるでしょう。そこで、肥満度と肥満タイプがわかる方法を紹介します。

まず、肥満の度合いを調べるのは、国際的な標準指標であるＢＭＩ《ビーエムアイ》を用います。体重と身長から算出する計算式で、男女ともにＢＭＩが22の体重を標準とし、25以上は肥満とされています。これに加え、腹囲測定を行ってください。おへその高さあたりの腹囲を水平に測り、男性で85㎝以上、女性は90㎝以上あると、内臓脂肪型肥満の可能性が高いといえるでしょう。ふたつの測定が両方とも基準を超えた場合は、内臓脂肪が増加して肥満が進んでいる状態です。

もうひとつ、肥満タイプはウエストとヒップのサイズから割り出して判別します。ウエストは腹囲測定と同じおへその高さの腹囲で、ヒップはお尻の最も突き出た部分を測ります。男性で１・０以上、女性で０・９以上が内臓脂肪型、未満で皮下脂肪型の肥満に分類されます。

私が患者さんを診るときは、胸の脂肪に注目します。胸に脂肪がないのにお腹がぽっこりしている場合は、ほぼ内臓脂肪型の肥満と判断していいからです。なお、ここでの測定値はあくまでも目安。問題のある肥満かどうかは専門医の診察や検査を受け、総合的な判断を仰いでください。

自分の肥満度を確認しよう！

BMI値と、腹囲の測定値で肥満度をチェックします。腹囲での確認方法とBMIの基準値は、実際の健康診断でも用いられているものです。

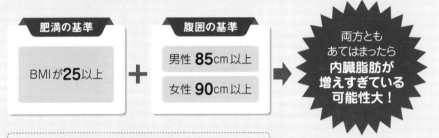

肥満の基準

BMIが**25**以上

＋

腹囲の基準

男性 **85**cm 以上

女性 **90**cm 以上

➡

両方とも
あてはまったら
内臓脂肪が
増えすぎている
可能性大！

BMIの算出方法

BMI＝体重（kg）÷身長（m）÷身長（m）

体重75kg、身長170cmの人の場合
75（kg）÷1.7（m）÷1.7（m）＝25.95

BMIって何?

BMIは（Body Mass Index）の略。体重と身長から算出される、肥満度をあらわす指数。国際的に用いられている。

ウエストとヒップで脂肪タイプを知ろう！

肥満のタイプが、内臓脂肪型か皮下脂肪型かを知るための判別方法です。肥満の疑いがある場合は、専門医に相談してみましょう。

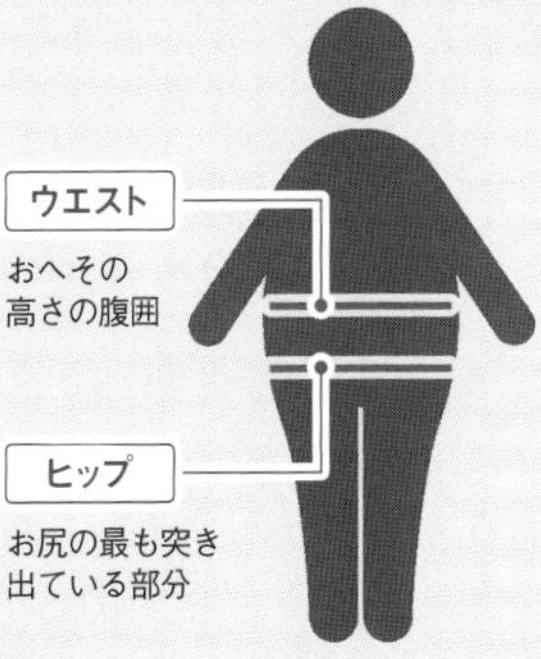

男性の場合

ウエスト（cm）÷ヒップ（cm）が

1.0以上
➡内臓脂肪型の肥満

1.0未満
➡皮下脂肪型の肥満

女性の場合

ウエスト（cm）÷ヒップ（cm）が

0.9以上
➡内臓脂肪型の肥満

0.9未満
➡皮下脂肪型の肥満

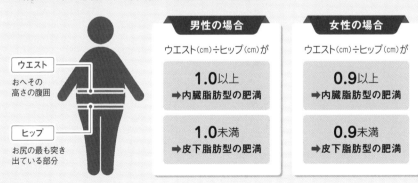

食べ物を食べると太るメカニズム

脂肪細胞の貯蔵能力は無限大!?

内臓脂肪の怖さや特性がわかってきたところで基本に戻り、「食べるとなぜ太ってしまうのか」についておさらいをしておきましょう。

例えば、炭水化物（糖質）は体内でブドウ糖に分解され、生命活動（代謝）のためのエネルギー源になります。**このとき余ったブドウ糖は、筋肉や肝臓に糖の一種グリコーゲンという形で変換・貯蔵され、それでも余ったブドウ糖を脂肪細胞に中性脂肪として蓄えます。これがいわゆる脂肪。**ただ、筋肉や肝臓の許容量には限界があり、グリコーゲンをたくさんためておくことはできません。しかし、脂肪細胞は栄養があるだけ増殖するので、限りなく中性脂肪をため込みます。つまり、**余剰分の栄養が次々と脂肪細胞へと運ばれ、体脂肪をどんどん増やす仕組み**になっているのです。

また、脂肪細胞は「白色《はくしょく》脂肪細胞」と「褐色《かっしょく》脂肪細胞」の2種類に分類できます。なかでも、肥満と関係があるのが、体脂肪を構成する白色脂肪細胞のほう。通常0・08㎜程度の大きさですが、栄養を蓄えると最大で約1・7倍にまで膨らみます。しかも、肥大と分裂を繰り返すので、その増殖はすさまじいものです。これは、内臓脂肪や皮下脂肪が止めどなく増えることを意味しますので、考えると恐ろしくなります。逆に、褐色脂肪細胞は、脂肪を消費して熱を発生させる働きをしてくれます。

食べ物が脂肪になるまで

食べたものはエネルギーとして使われ、余った栄養が筋肉や肝臓に貯蔵されます。余剰となった栄養は、脂肪細胞に蓄えられ脂肪になります。

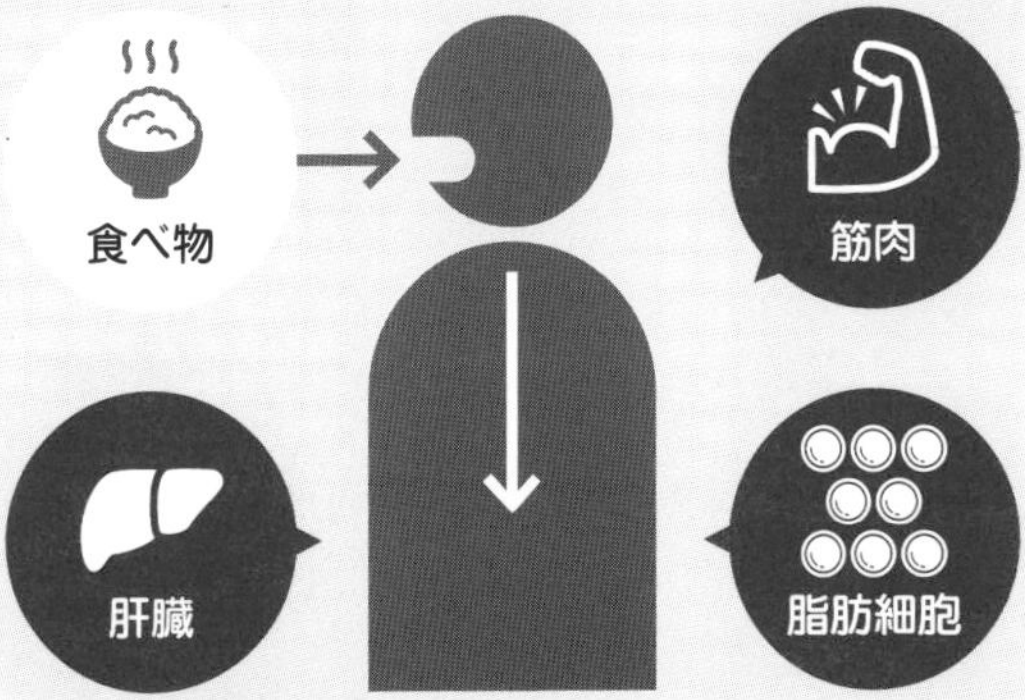

必要以上の栄養は脂肪になる

食べ物から摂取する栄養は、生命維持のエネルギーとして消費され、余剰分はもしもの備えで筋肉や肝臓に貯蔵。さらに余った栄養は脂肪細胞に運ばれ、脂肪となり蓄積されます。

食べすぎると脂肪細胞が肥大化する!?

脂肪を構成している白色脂肪細胞は、栄養をとり込むと膨らみ、肥大すると分裂します。この仕組みで脂肪は次々に増えていきます。

白色脂肪細胞が増える流れ

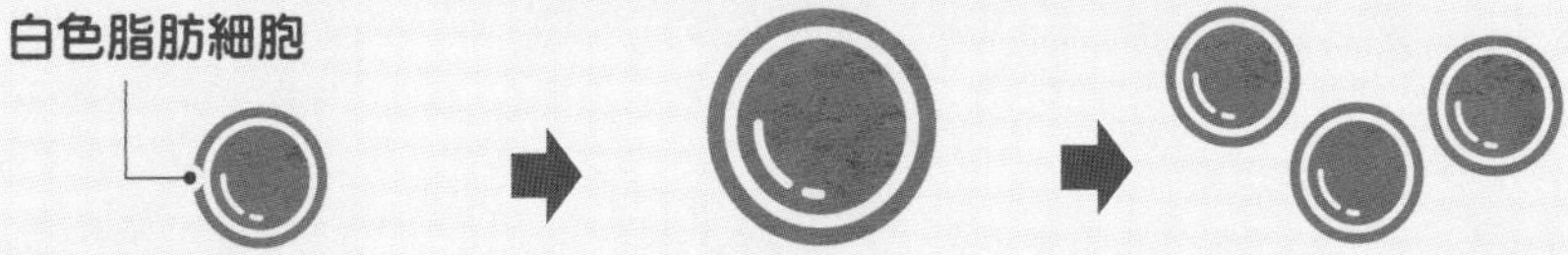

通常は0.08mm程度の大きさで内臓や皮下に分布しています。

食べすぎると肥大し、最大で約1.7倍まで膨らみます。

肥大すると分裂して数を増やし、どんどん増殖していきます。

脂肪はどんどん増えていく

脂肪を構成する白色脂肪細胞は、膨張と分裂を繰り返して増殖していきます。つまり、食べすぎで栄養が供給され続けている限り、脂肪はどんどん増えていくということ。成人の保有数はおよそ250億〜300億個といわれていますが、肥満者では400億〜600億個にも達します。

「内臓脂肪燃焼 万能ふりかけ」で高たんぱくな食事に

たんぱく質と筋肉の関係がやせるカギ

　この章では内臓脂肪をため込むデメリットやリスクについて解説してきましたが、第2章以降は太りにくい体質をつくることで内臓脂肪の蓄積を抑え込むノウハウを紹介します。**その主役となるのは「たんぱく質」です。**

　脂質、炭水化物と並ぶ3大栄養素のひとつとして内臓や骨、血液などをつくるたんぱく質ですが、とりわけ**約80%がたんぱく質で構成される筋肉とは密接な繋がり**を持っています。筋肉は食事でとったエネルギーを大量に消費するため、筋肉量が多いほど体全体の消費エネルギーも大きくなります。つまり、**積極的なたんぱく質摂取で筋肉量を増やせば栄養が効率よく使われるため、内臓脂肪の蓄積も少なくなる**わけです。

　また、体内にとり込まれたたんぱく質は、脂質や炭水化物に比べて無駄なく消費されるといった特徴もあり、脂肪になりにくい点も見逃せない要素のひとつです。

　以上のことから、私は肥満治療に生かせる高たんぱく食品がないか探していたところ、**たんぱく質が豊富で栄養価も高く、しかも低カロリーの「高野《こうや》豆腐」**にたどりついたのです。さらに、高野豆腐をおいしく手軽にとれる、「内臓脂肪燃焼万能ふりかけ（P.98参照）」を考案しました。このふりかけが、なぜ内臓脂肪対策にうってつけなのかは、第4章で詳しく説明したいと思います。

やせるにはたんぱく質が必要不可欠！

内臓脂肪を減らしたいなら、エネルギー消費を盛んにする筋肉を鍛え、筋肉量を増やすことが第一。筋肉の材料となるたんぱく質を多めに摂取しましょう。

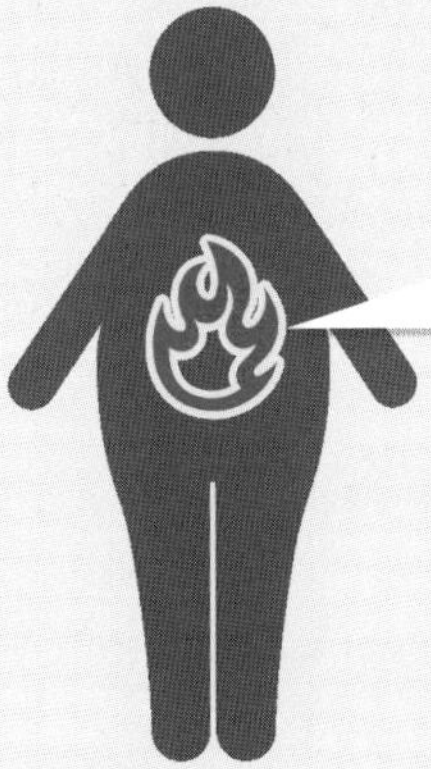

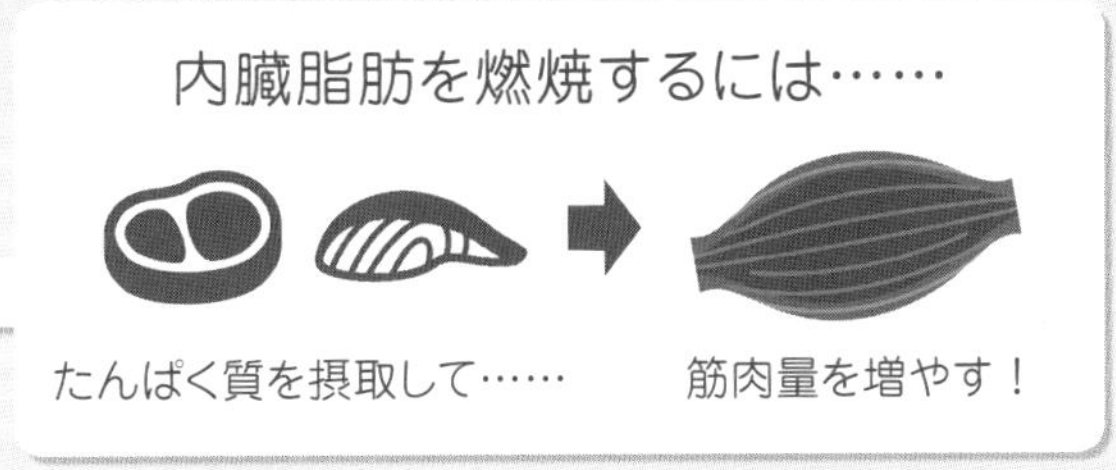

筋肉量を増やして内臓脂肪を減らす

内臓脂肪を減らすカギは、消費エネルギーを大きくすること。たんぱく質をとって筋肉量を増やしましょう。

かけるだけで内臓脂肪がみるみる落ちる！

優秀な高たんぱく食品の高野豆腐に、4つの食材を混ぜるだけで「内臓脂肪燃焼万能ふりかけ」に。色々な食品や料理にふりかけてアレンジできます。

＼材料はたったこれだけ！／ つくり方はP.98へ

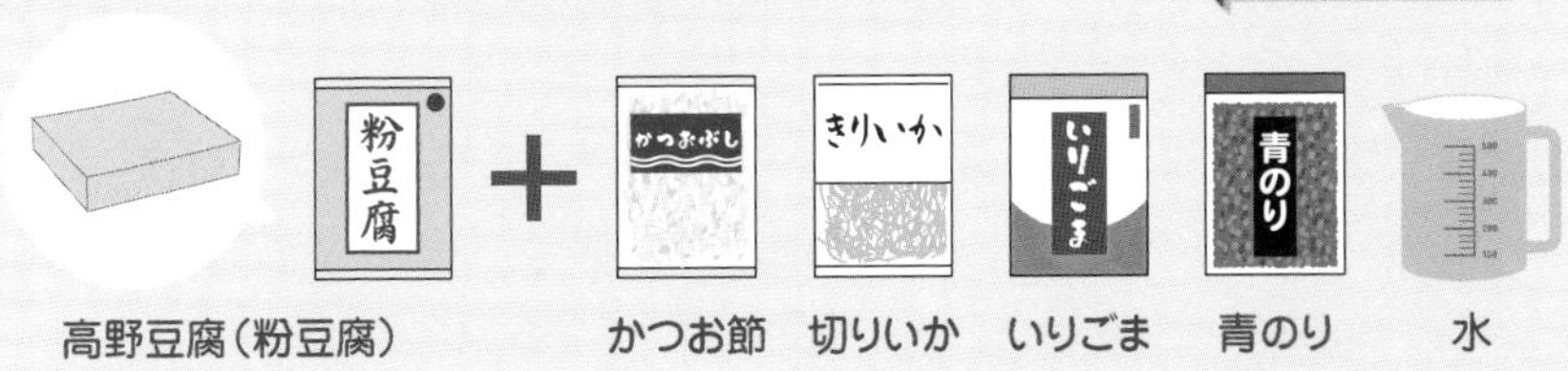
粉豆腐
かつおぶし
きりいか
いりごま
青のり
高野豆腐（粉豆腐）
かつお節
切りいか
いりごま
青のり
水

どんな食事も高たんぱく食品に早変わり！

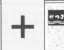

Column

日本人は内臓脂肪がつきやすい?

日本人を含む東アジアの人は、遺伝的に内臓脂肪がつきやすいことがわかっています。その原因は明らかになっていませんが、欧米人の脂肪が多い肉食中心の食生活と比較すると、アジア人は脂肪の少ない食生活を続けてきたため、体にとって安全な皮下脂肪をためる能力が発達しておらず、リスクの高い内臓脂肪で蓄積してしまうのではないか、という指摘があります。脂肪に対して体の順応性が低く、脂肪をうまく処理できないというわけです。

それを裏づけるもののひとつに、同年代の日本人男性と欧米人男性の皮下脂肪、内臓脂肪の量を比べた研究があります。体格のよい見た目から、欧米の男性はさぞ内臓脂肪も多いと思われがちですが、結果は対象者全てにおいて日本人のほうが内臓脂肪が多く、皮下脂肪は少ないことがわかりました。

第1章でも触れたように、内臓脂肪がもたらすのはお腹ぽっこりの格好悪さばかりではありません。高血圧や糖尿病、脂質異常症といった生活習慣病をはじめ、乳がん、大腸がんなどを招く要因をつくります。私たち日本人、特に男性は内臓脂肪の蓄積に十分なケアが必要といえるでしょう。

第2章

胃の大きさを元に戻す！

胃の大きさを元に戻せば内臓脂肪は確実に落ちる！

胃のサイズは1週間で元に戻る

内臓脂肪が増える主な原因のひとつが「食べすぎ」です。そして、つい食べすぎてしまうのは、慢性的な過食で胃が大きくなりすぎていることが挙げられます。胃のキャパシティが大きくなればなるほど、たくさん食べないと満腹感を得られなくなってしまうのです。

私たちが満腹を感じるのは、「食事をする→脳の満腹中枢が刺激される→脳から満腹のサインが出る」といった脳の仕組みによるもの。しかし、過食が続いて胃が肥大化した状態だと、「満腹のサイン」が出るまでにより多くの食事量を必要とします。ということは、逆に少ない食事量に慣れてしまえば、たとえ少量であっても「満腹のサイン」が出ることになります。つまり、胃を本来のサイズに戻してしまえば、それに見合った食事の量で満腹感が得られ、自然と食べる量も減少。結果、内臓脂肪が減っていくわけです。

胃の大きさには個人差がありますが、平均すると「握りこぶし2つ分」くらい。この容量より多く食べ続けると、胃が徐々に大きくなってしまいます。そこで、まずは容量オーバーにならない食べ方、食べる量を知ることから始めましょう。胃のサイズは、およそ1週間あれば元のサイズに戻せるので、過食で大きくなった胃を元に戻す、また胃を大きくしないためのノウハウや工夫を紹介していきます。

食べすぎるのは胃が大きくなりすぎていたせい！

日常的な食べすぎは胃を大きくし、胃が大きくなるほど、より多く食べなければ満腹感が得られません。この悪循環が内臓脂肪を増やすのです。

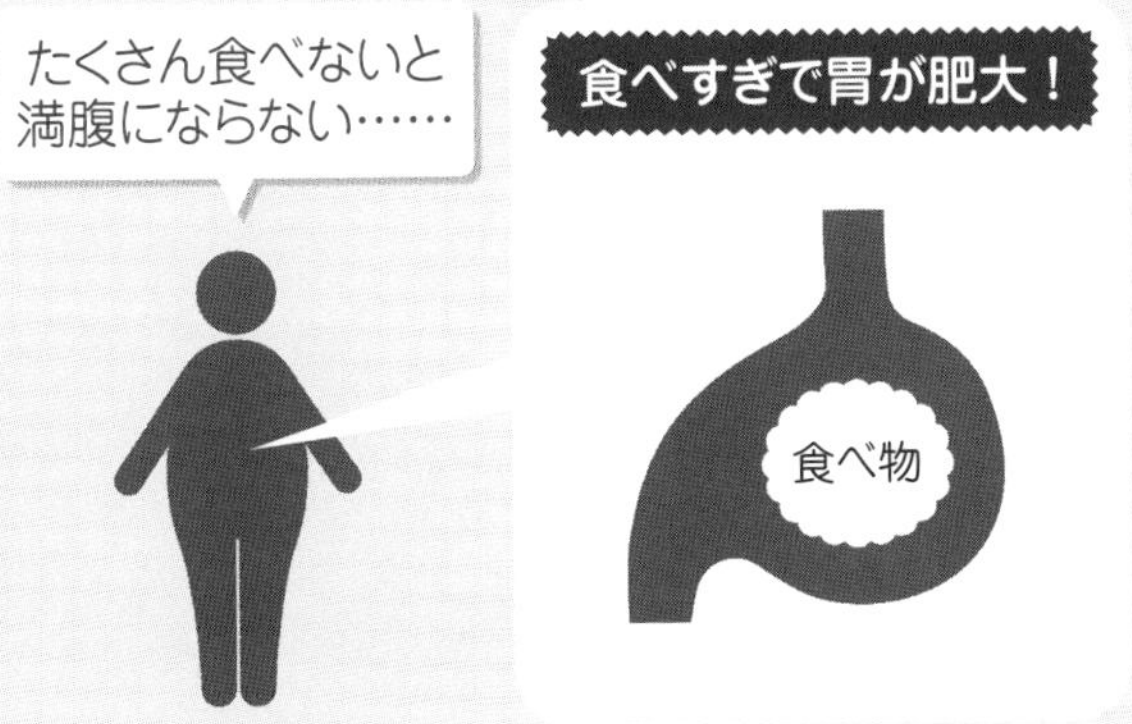
たくさん食べないと
満腹にならない……
食べすぎで胃が肥大！
食べ物

胃の大きさに応じて食事の量も増える

胃が大きくなればなるほど、満腹感を得るのにより多くの食べ物が必要になります。この積み重ねが内臓脂肪を増やす原因となります。

食べる量を減らすと……

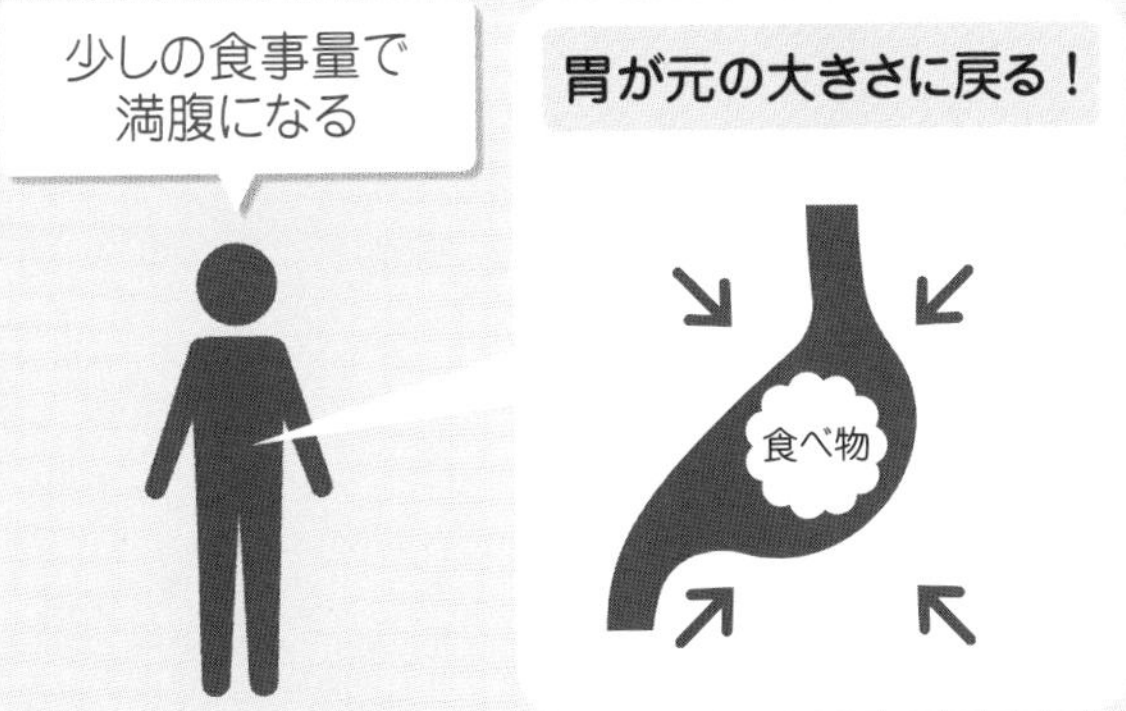
少しの食事量で
満腹になる
胃が元の大きさに戻る！
食べ物

胃の大きさを元に戻せば食べすぎない

過食で大きくなった胃を元のサイズに戻すと、適正な食事量で満腹を感じるので大食が防げ、内臓脂肪の蓄積も自然と解消されていきます。

まずは1週間で胃の大きさを元に戻そう！

無理なく量を減らせる！

の回数を3回に戻し、最終的に食事を元の半量にして胃を小さくします。

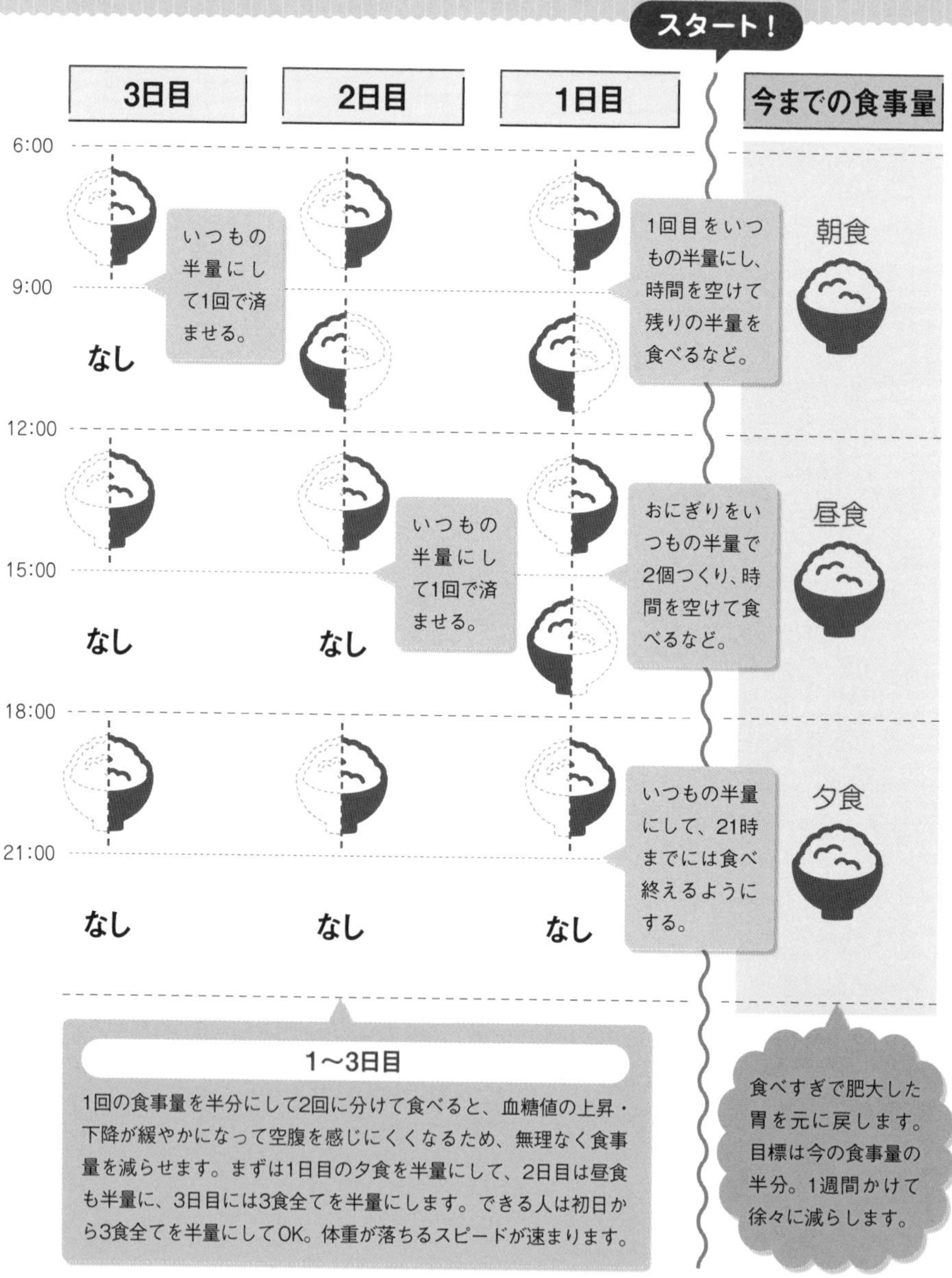

1〜3日目

1回の食事量を半分にして2回に分けて食べると、血糖値の上昇・下降が緩やかになって空腹を感じにくくなるため、無理なく食事量を減らせます。まずは1日目の夕食を半量にして、2日目は昼食も半量に、3日目には3食全てを半量にします。できる人は初日から3食全てを半量にしてOK。体重が落ちるスピードが速まります。

食べすぎで肥大した胃を元に戻します。目標は今の食事量の半分。1週間かけて徐々に減らします。

食事を分けて食べれば

1食の食事量を半分にして、2回に分けて食べましょう。徐々に食事

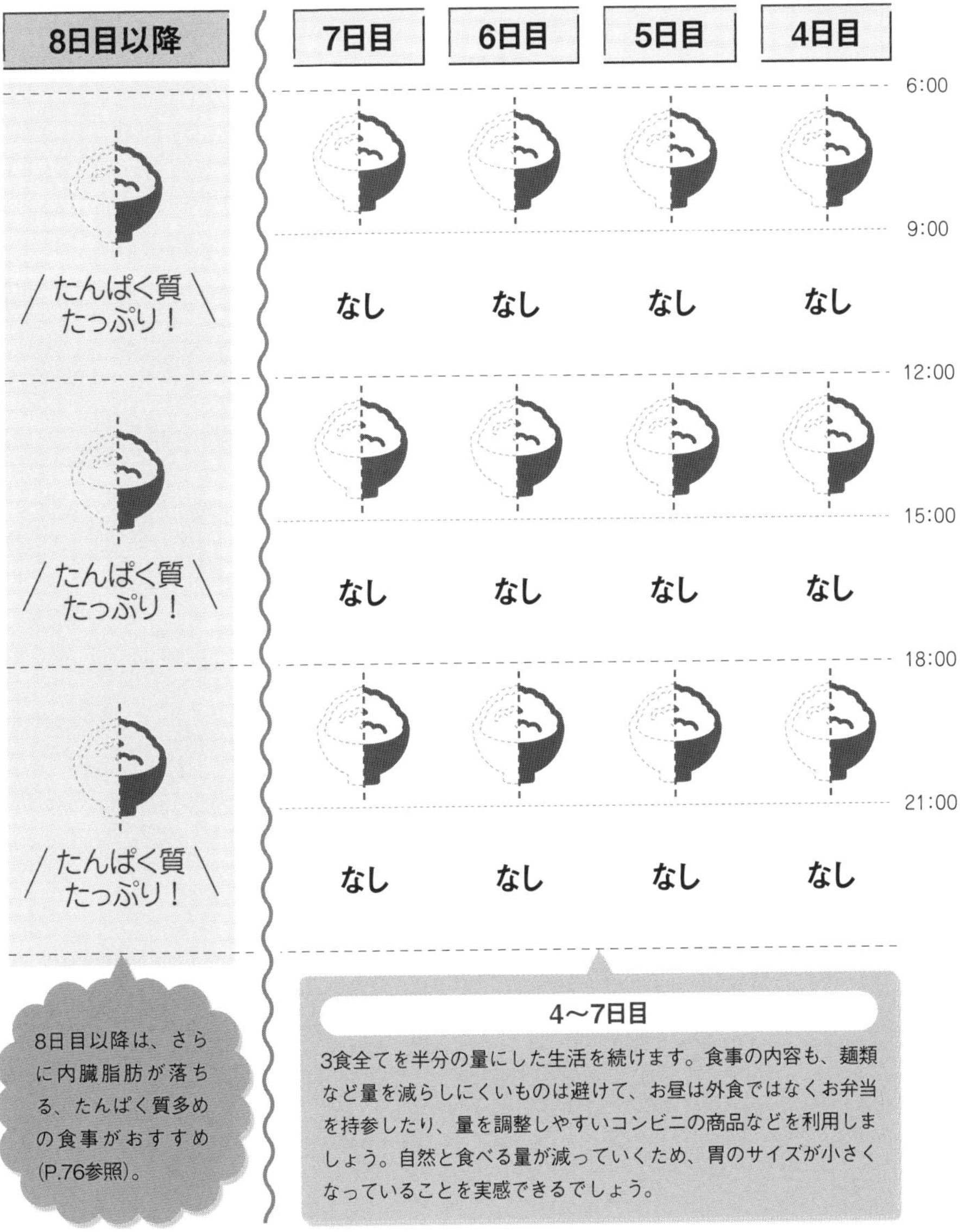

8日目以降は、さらに内臓脂肪が落ちる、たんぱく質多めの食事がおすすめ（P.76参照）。

4〜7日目

3食全てを半分の量にした生活を続けます。食事の内容も、麺類など量を減らしにくいものは避けて、お昼は外食ではなくお弁当を持参したり、量を調整しやすいコンビニの商品などを利用しましょう。自然と食べる量が減っていくため、胃のサイズが小さくなっていることを実感できるでしょう。

やせたいなら水を飲もう

水分が血流や代謝を促進してくれる

肥満対策も様々ですが、「水をたくさん飲む」ことでもやせられるのはご存知でしょうか。

私たちが生命を維持するためには、多くの水分が必要です。例えば、たんぱく質や糖質が消化・分解されて体内にとり込まれたり、排出されたりする代謝機能も、水が媒介役となって働かなければ成り立ちません。それは塩素とナトリウムを混ぜただけでは食塩が生成されないのと同じで、そこに水分の存在が不可欠なのです。

厚生労働省によると、成人男性の水分排泄量は1日約2・5L。これをもとにすれば、**1日3Lの水分を摂取するのが理想的**といえます。食事や体内での合成で約1・3Lの水分がとれるため、**残り1・7Lを飲み水で補給すれば血液はサラサラになり、血流もよくなります。さらに、血液自体の量も増えることで、脂肪が流れ出しやすくなり、代謝も向上します。**

なお、前のページで紹介した「食事量を減らす」ときに起きやすいのが、便の量が少なくなる、便秘になる、といった便通の悪化です。対処法としても水分補給はとても大切。**十分な水分摂取が排便を促し、腸内環境を整えることに繋がるからです。減食の期間中は特に水を多めに飲むようにしましょう。**元々、内臓脂肪型肥満の人は代謝がうまくできていない可能性があるため、日頃からこまめな水分摂取を心がけたいものです。

胃を小さくする期間は1日3Lを目標に水を飲もう

胃を元の大きさに戻す減食の期間は、1日3Lを目安に水分摂取を。悪化しがちな腸の調子を整えることに加え、血流や代謝の促進効果も。

水を飲むだけで脂肪が燃える!

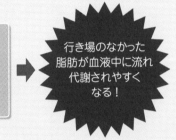

水を飲むと
血液量が増えて
ドロドロ状態が
サラサラになる

→

サラサラに
なった血液が
全身を巡り
血流がよくなる

→

行き場のなかった
脂肪が血液中に流れ
代謝されやすく
なる!

尿の色が薄くなったらOK!

水分の摂取量が多いと、体内の水分量調節で多くの水が排出されるため、普段よりも尿の色が薄まります。水分が多めにとれているか、尿の色も目安になります。

滞りがちな排便を促してくれる!

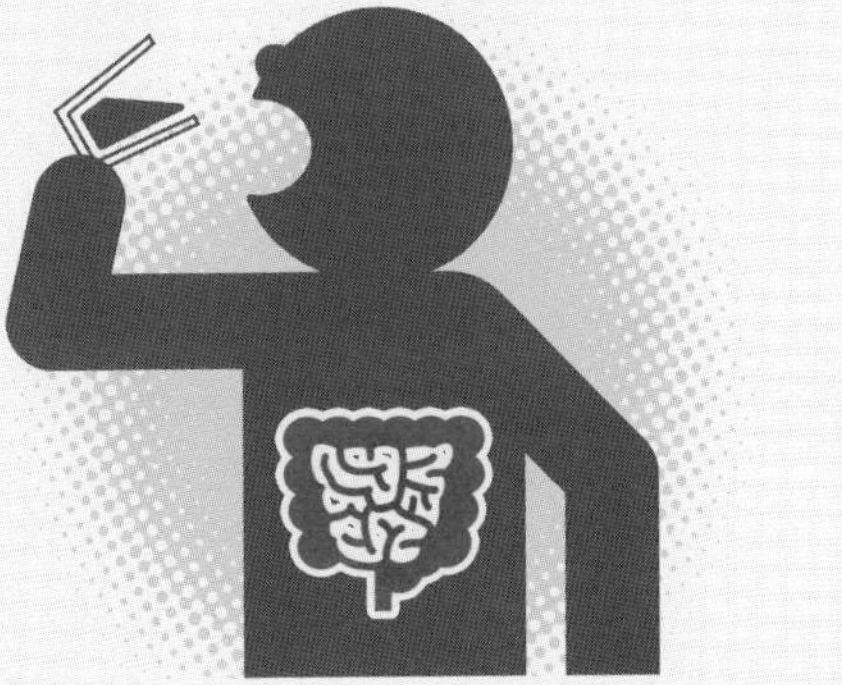

減食中は水分多めで便通の悪化を防ぐ

食事量を減らすと、便のかさが減って便通が悪くなることが多々あります。多めの水分摂取で便をやわらかくし、排便を促すようにしましょう。

規則正しく食べるだけでもやせる食事になる

血糖の不安定さが太りやすい体にする

内臓脂肪を増やすのは、食べすぎばかりではありません。少し意外ですが、**不規則な食事によって悪影響を受けるインスリンの働きが原因で肥満になります**。インスリンには血中の糖分を脂肪に変えて、体にため込む働きがありますが、**乱れた食生活で血糖の状態が不安定になると、インスリンが過剰に分泌され、脂肪をどんどん体にため込んでしまう**のです。

さらに、問題となる食生活のパターンがあります。まず挙げられるのが**「食事の時間が不規則」**な場合。このケースは食事のめどが立たないため、一度の食事でついまとめ食いをしがち。まとめ食いは量をとりすぎるため、カロリーオーバーになって内臓脂肪が蓄積してしまうのです。

次に**「朝食を食べない」**パターン。朝食抜きは体温が上がらず、代謝が落ちて太りやすくなります。また、脳が飢餓に備える機能を発揮してしまい、栄養をできるだけ脂肪として蓄えようと、必要以上に内臓脂肪が増えるのです。

最後は**「夕食の時間が遅い」**パターン。食べてすぐに就寝すれば、吸収したエネルギーのほとんどが未使用のまま脂肪になります。遅くとも寝る2時間前までには夕食をとりたいものです。

内臓脂肪や肥満が気になる人は、まずは規則正しい食生活のリズムをつくりましょう。これだけでも、かなりの改善効果が期待できます。

不規則な食事は内臓脂肪増加に直結！

1日3回の食事を毎日規則的にとるだけで、内臓脂肪を増やすリスクが抑えられます。まずは、ここを内臓脂肪対策の足がかりとしましょう。

こんな食事はNG！

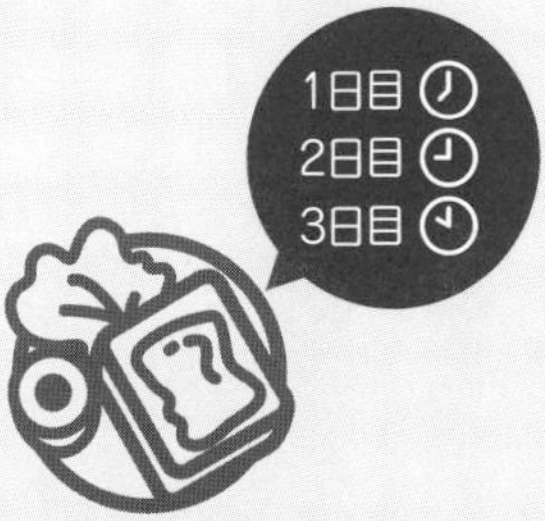

食事の時間がバラバラ

食べられるときにたくさん食べる「まとめ食い」が多くなり、太りやすい体質になりがちです。

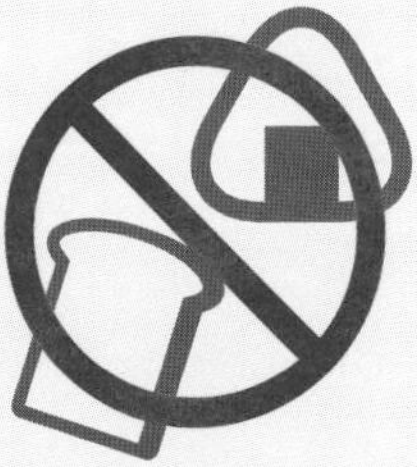

朝食を抜いてしまう

代謝機能の低下に加えて、体を飢餓状態から守ろうと、脂肪を蓄えやすくなります。

夕食を夜遅くに食べる

食べてすぐに寝ると、食べたものがほとんど代謝されず、脂肪になってしまいます。

食事は寝る2時間前までに済ませよう

食べてすぐ寝れば、摂取したエネルギーはほぼ脂肪になります。胃腸で消化吸収する時間も考えて、夕食は寝る2時間前までに済ませましょう。

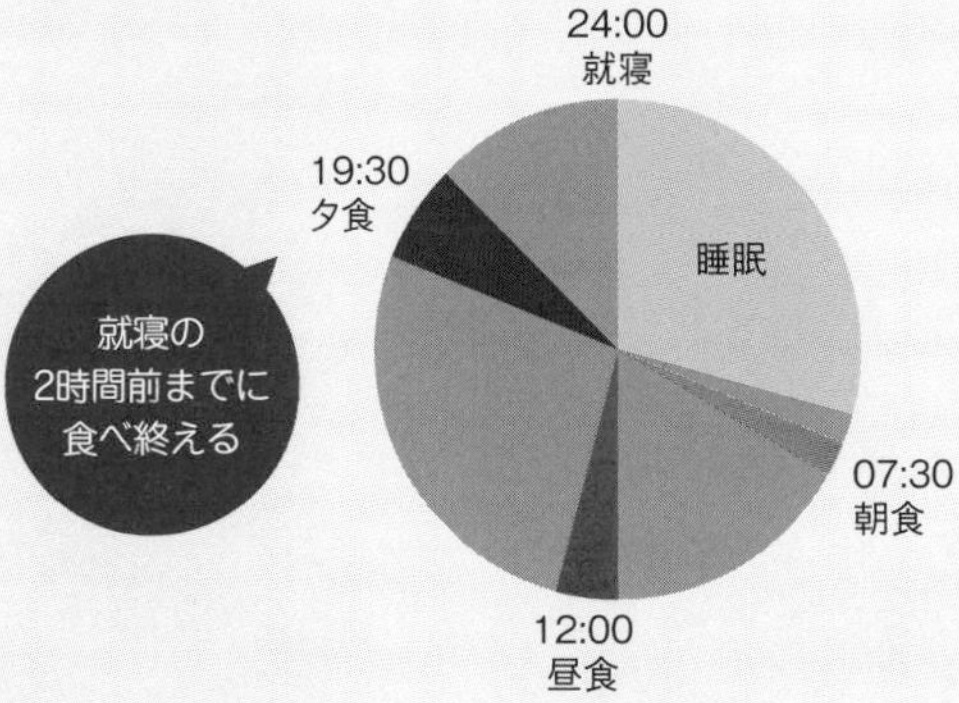

夜が忙しいときは早めに軽く食事を

1日3食を適正な時間を空けてとりたいもの。仕事などで夕食が遅くなるときは、あらかじめ早い時間におにぎりなどを食べておくと、帰宅後の強い空腹感やドカ食いを防ぐことができます。

お腹まわりがやわらかくなってきたら やせ始めのサイン

皮下脂肪がつまめれば期待大！

よく患者さんから、「やせ始めのサインのようなものはありますか？」と聞かれます。自分が行っている肥満への対策が効果を発揮しているのか、具体的に知りたいのでしょう。

体重の減少は指標として最もポピュラーですが、たとえ体重が変わらなくても、体は徐々に変わり始めていることが多いもの。それを知る方法のひとつが「お腹まわりがやわらかくなってきているかどうか」です。**かたくてつまみにくかった腹部の脂肪が、簡単につまめるようになったら、やせ始めのサインというわけです。**

内臓脂肪が多いタイプの肥満でも、お腹の表面には皮下脂肪がついています。脂肪は血液やリンパの流れが滞りがちで、水分や老廃物がたまってかたくなった状態がほとんどです。しかし、食事の改善や運動で肥満対策がうまくいけば、次第に体液の循環も改善されるため、余計な水分や老廃物が排出されて脂肪がやわらかくなります。**お腹まわりの皮下脂肪が柔軟になれば、脂肪が代謝され、やせ体質になり始めている証拠。やがて内臓脂肪にも変化があらわれるはずです。**

このほかにも、手首や足首がすっきりする、便通がよくなる、肌がきれいになる、といった変化もやせ始めのシグナルといえます。自分なりのチェックポイントを決めて、定期的に確認してみるのもいいでしょう。

お腹がつまめるようになったら順調な証拠！

皮下脂肪にたまった水分や老廃物でかたくなったお腹が、楽につまめるやわらかさになれば内臓脂肪が落ち始めている兆候といえるでしょう。

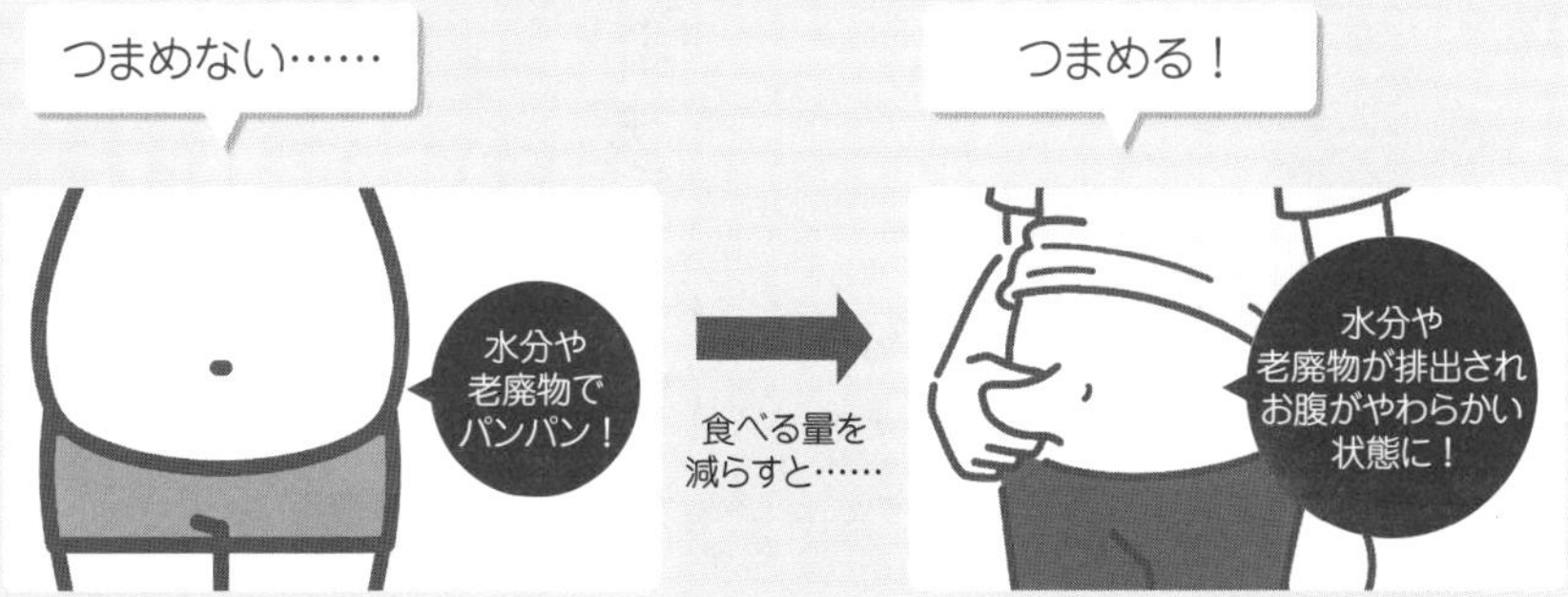

皮下脂肪がついていると、体液の循環が悪く、たまった水や老廃物でお腹がパンパンにかたくなっています。

血液やリンパの流れがよくなって老廃物や水分を排出。皮下脂肪がやわらかくなり、お腹がつまめるように。

こんなやせ始めのサインもある！

お腹のほかにも、やせ始めを知らせるサインがあります。あてはまるものがあれば、見えない体の変化が起きている可能性大です。

やせ始めの
指標をチェック！

- □ 手首や足首がすっきりした
- □ 便通がよくなってきた
- □ 肌がきれいに！
- □ 味覚が変わった

手首や足首がすっきり 便通改善や美肌にも注目

脂肪には内臓を守る働きがあるので、内臓から遠い手首や足首からやせていきます。また、便通の改善は代謝機能の活発化を促すため、やせやすい状態になり始めた目安となります。

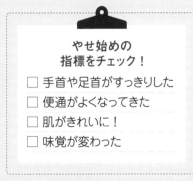

重要なのは消費エネルギー＞摂取エネルギー

消費と摂取のアンバランスが太る原因

内臓脂肪の増加や肥満が気になる人の多くは、自分の食べすぎに何となく気づいているのではないでしょうか。ただ、「これ以上はヤバいな」と思いつつも食べてしまう……。それは、自分の中に「ここからは食べすぎ」という明確な基準がないからかもしれません。

そこでひとつの目安として、「太る原則」というものを理解しておきましょう。私たちの体が**「食事から得る摂取エネルギーよりも、消費するエネルギーが少なければ太り、多ければやせる」**ということ。原則などというと大げさに聞こえますが、ごくごく当たり前のことです。

つい食べすぎてしまう、なかなかやせられないのは、「消費エネルギーと摂取エネルギーのバランスが悪い」のが原因。左のページを見れば一目瞭然、実にシンプルなバランス関係で太る、やせるをあらわすことができます。ですから、「やせるにはどうしたらいいか？」という問いの答えも、いたって簡単なのです。

「消費エネルギー ＞ 摂取エネルギー」の状態にする。つまり、食べた分を上まわるエネルギーを使えばいいわけです。摂取エネルギーを減らすには、食事の内容や量をコントロールすればいいでしょう。消費エネルギーを増やすには、運動をするなど活動量を増やしたり、筋肉を増やして代謝量を多くしたりする方法があります。

摂取エネルギーと消費エネルギーの関係

食事の工夫などで摂取エネルギーを減らす一方、運動などで消費エネルギーを増やすようにすれば、体重減少のサイドにシーソーが傾きます。

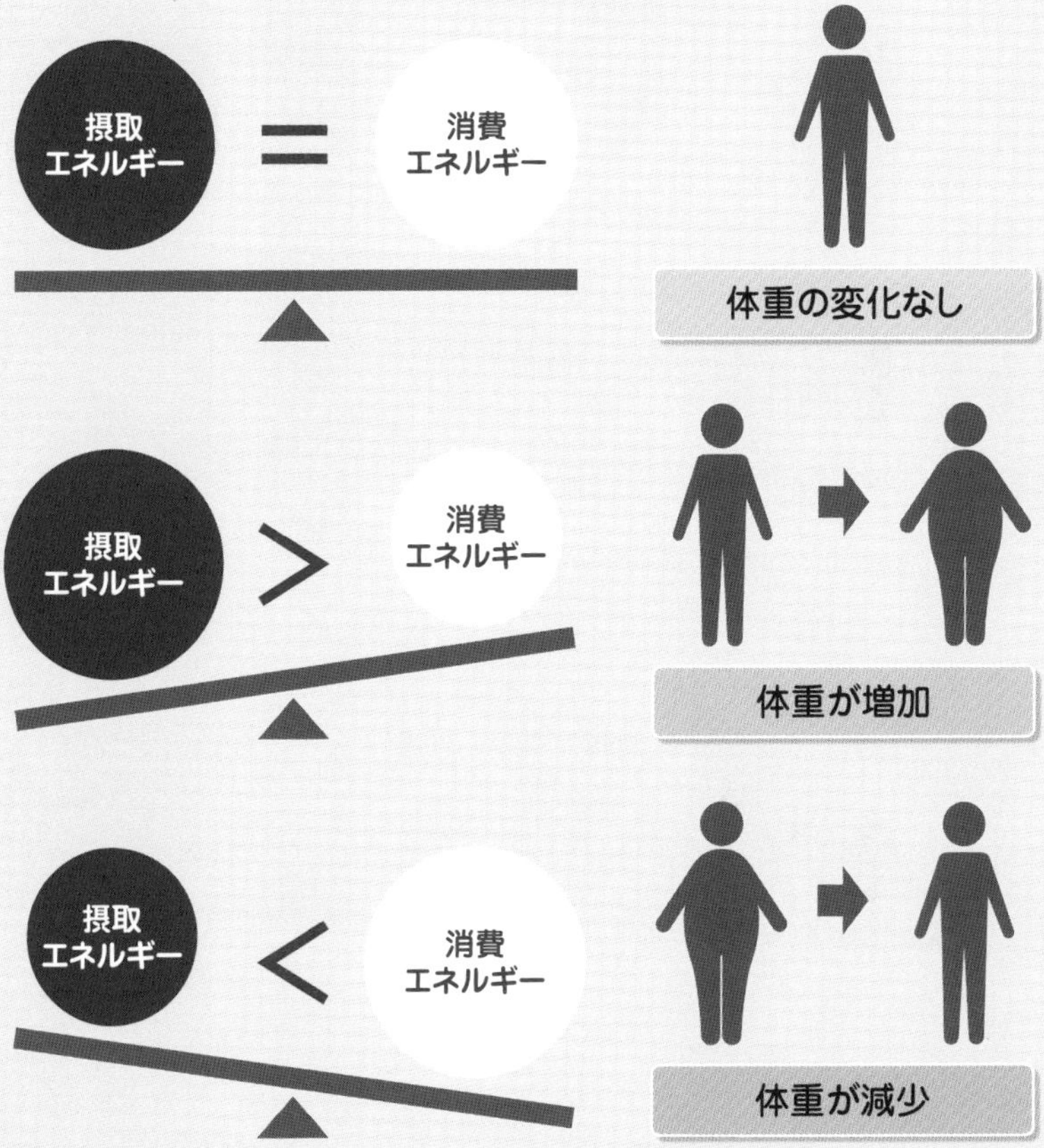

摂取エネルギーを減らして
消費エネルギーを増やせば内臓脂肪が減る！

実は腹6分目くらいがちょうどいい

満腹まで食べているとカロリーオーバー!?

前述の「太る原則」が理解できたところで、果たして自分にはどれくらいのエネルギー摂取が妥当なのかも、知っておく必要があります。

1日に必要なエネルギーは個人差があり、性別や年齢、身体活動量によって異なります。農林水産省の『食事バランスガイド』によれば、2200（±200）kcalを基本形に、12〜69歳以下の活動量が低い男性と活動量がふつう以上の女性が1日に食べる量の目安としています（左ページ参照）。**活動量により必要となる摂取エネルギーは変わりますが、いずれも消費エネルギーとのバランスがとれないと内臓脂肪がたまる**のです。

私が多くの患者さんと接して感じるのは、**「1日に必要なエネルギーは、満腹まで食べなくても摂取できている可能性がある」**ということ。昔から食事は「腹8分目」といわれますが、**私の感覚では「腹6分目くらいがちょうどいい」と思っています**。本人は腹6分目のつもりでも、実際は腹8分目くらい食べているからです。左ページの「食品に含まれるカロリーの目安」を見れば、普段よく口にするものが意外に高カロリーなのがわかります。このギャップが落とし穴なのです。

なお、『食事バランスガイド』には、1日に「何をどれだけ食べたらよいか」という具体例も示されています。こうしたものも参考にしつつ、食事の量を見直してはいかがでしょうか。

1日に必要なエネルギー量を知ろう！

思いのほか高カロリーな食品もあるなか、適正なエネルギー摂取はなかなか難しいのが現実。自分に見合った食事量を一度点検してみましょう。

1日に必要なエネルギー量の目安

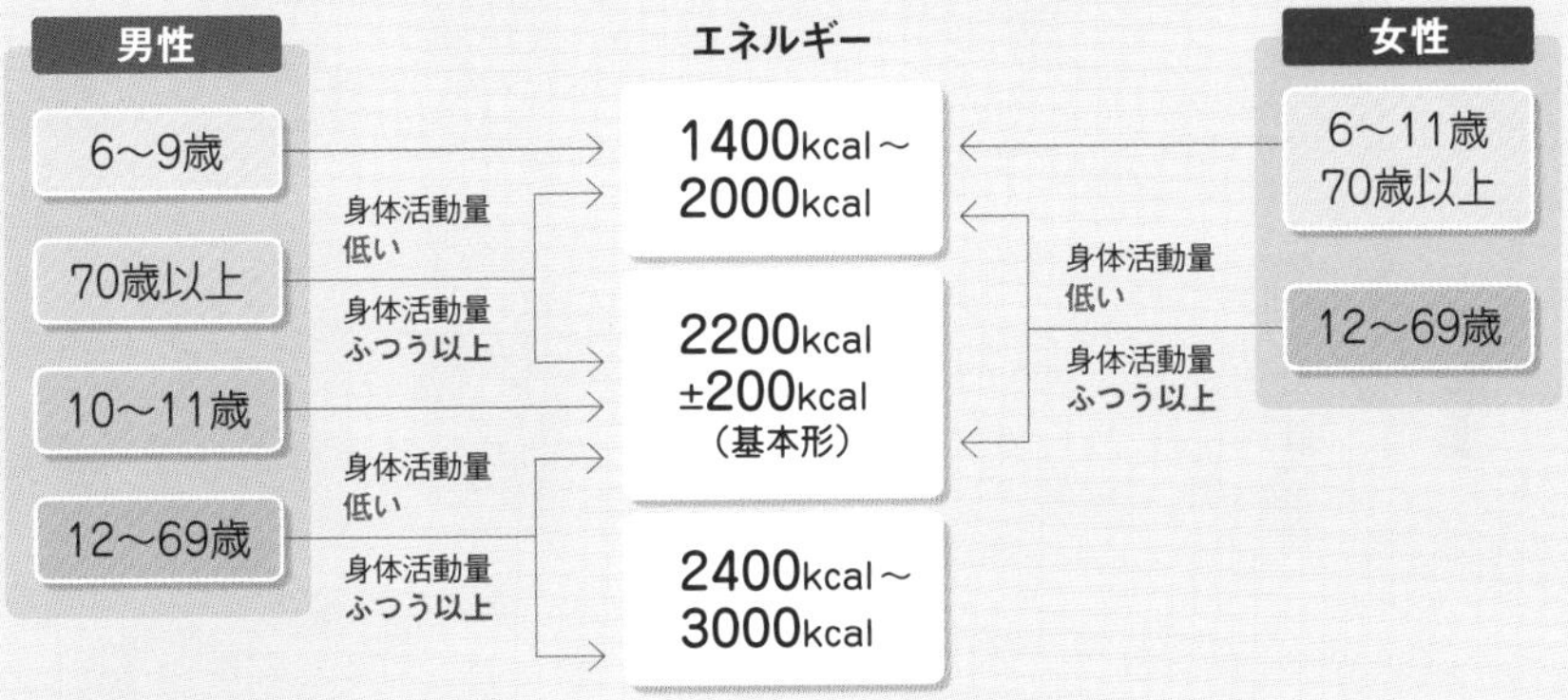

身体活動量の目安

ふつう	座り仕事が中心だが、軽い運動や散歩などをする人。
低い	一日のうち、座っていることがほとんどの人。

※日常生活や運動などの活動量に応じて段階分けしています。

出典：農林水産省Webサイト「『食事バランスガイド』の適量と食事区分」をもとに作成、一部改変

食品に含まれるカロリーの目安

ごはん1杯なら
約230kcal

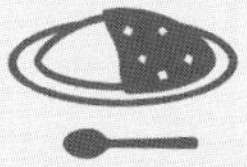

カレー1皿なら
約680kcal

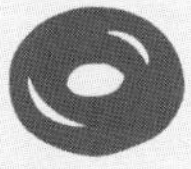

ドーナツ1個なら
約230kcal

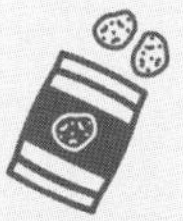

ポテトチップス1袋なら
約550kcal

気がつかないうちに過剰摂取しているかも！

自分の消費エネルギーを知ろう！

基礎代謝量が大きければ太らない

摂取エネルギーを適正に保つ重要性をP．52で紹介しましたが、自分の消費エネルギーを知ることも、両方のバランスがとれているのか見直す上で大切になります。

私たちがエネルギーを消費する活動は「代謝」と呼ばれ、大きく「基礎代謝」「生活活動代謝」「食事誘発性熱産生」の3つに分けられます。なかでも基礎代謝は呼吸や体温調整など、生命の維持に必須な活動で消費されるもの。**全消費エネルギーの約6割を占めるため、基礎代謝が大きいほど効率よくエネルギーを燃やすことができ、太るリスクが小さくなります。**いわば内臓脂肪の蓄積を左右する「キーマン」といえるのです。

基礎代謝によって消費されるエネルギー（基礎代謝量）は年齢や体格によって異なりますが、男女ともに10代をピークに低下します。同じ量の食事をとっていても、年齢が上がるほど太りやすくなるのはこのためです。

ただし、加齢による基礎代謝の減少を抑制する方法はあります。それは筋肉の量を増やすこと。**筋肉は最も消費エネルギーの多い組織なので、筋肉をつけてしまえば基礎代謝は確実に上がります。**しかも、筋トレなどによる運動と代謝増加のダブル効果で、より消費エネルギーを増やせるでしょう。普段の生活でも、消費エネルギーの多い行動を意識すれば、さらに効果的です。

消費エネルギーってどのくらい?

下の表の基礎代謝量に行動別の消費エネルギーを加えれば、大まかな1日の消費エネルギーがわかります。実際にどれくらいを消費しているのか確認してみましょう。

年齢別の基礎代謝量の目安

男性		性別	女性	
基礎代謝量(kcal/日)	参照体重(kg)	年齢	基礎代謝量(kcal/日)	参照体重(kg)
700	11.5	1〜2歳	660	11.0
900	16.5	3〜5歳	840	16.1
980	22.2	6〜7歳	920	21.9
1140	28.0	8〜9歳	1050	27.4
1330	35.6	10〜11歳	1260	36.3
1520	49.0	12〜14歳	1410	47.5
1610	59.7	15〜17歳	1310	51.9
1520	63.2	18〜29歳	1110	50.0
1530	68.5	30〜49歳	1150	53.1
1400	65.3	50〜69歳	1100	53.0
1290	60.0	70歳以上	1020	49.5

出典：厚生労働省「e-ヘルスネット」の「加齢とエネルギー代謝」をもとに作成

10代をピークに低下していく

一般的に基礎代謝量は男性が10代後半、女性は10代中頃がピークでそれ以降は30〜49歳で少し上がるものの、基本的には下がる傾向に。これは加齢とともに太るリスクが高くなることをあらわしています。

行動別の消費エネルギーの目安

体重70kgの人が10分間行って消費するエネルギーの例を紹介します。同じ行動をしても、加齢によって消費エネルギーの量が減ることがわかります。

	入浴	電車通勤(立ち)	デスクワーク	ウォーキング	ジョギング
30〜49歳	29kcal	19kcal	15kcal	44kcal	94kcal
50〜69歳	28kcal	18kcal	14kcal	42kcal	90kcal

出典：厚生労働省「健康づくりのための身体活動基準2013」を参考に作成

空腹の正体を知れば食べすぎは防げる！

血糖値の乱高下が太る原因に

我々が空腹を感じて食事をとるのは自然な行動ですが、**「食べてもすぐにお腹が空く」「猛烈な空腹感に襲われる」**といったことがよくあるようなら要注意。**太りやすい食べ方のスパイラルにはまっているのかもしれません。**

食べ物を消化してつくられるブドウ糖は、主に腸管から吸収されて血液中に入るため、食後は血糖値が上がります。その後、血糖値を下げようとすい臓がインスリンを分泌。血糖値の上昇が緩やかであれば問題ありませんが、糖質の多い食事や早食いなどで血糖値の急上昇を招くと、インスリンが過剰に分泌されます。**インスリンには血液中の糖分を脂肪に変えてため込む働きがあるため**（P.46参照）、**分泌量が多くなるほど内臓脂肪を増やすことになるわけです。**さらに、多量のインスリンで血糖値が急下降すれば、体は一時的な低血糖の状態に。すると、脳が「何か食べないといけない」とSOSを出し、食べたばかりでも強烈な空腹を感じます。**これが過食の引き金となって血糖値の乱高下を繰り返し、いつも食べすぎの状態をつくってしまうのです。**

血糖値の乱調は肥満の大敵。血糖の安定をはかる上で、主食ばかりで糖質に偏った食事は避け、よく噛み、ゆっくりと食べるようにしましょう。1日3食の規則正しい食生活を心がけるだけでも、肥満解消の有効な対策となります。

血糖値を安定させ余計な空腹感をつくらない

目まぐるしい血糖値の上下は、肥満に結びつく「悪い空腹感」を招きます。規則的かつバランスのよい食事で、血糖値を適正に保ちましょう。

血糖値が下がるとお腹が空く!?

血糖値が下がると、これを脳が察知して「早く何か食べなさい」とシグナルを送り、体は空腹を感じます。たくさん食べて血糖値が急上昇した後は急激に血糖値が下がり、より強い空腹を感じるため、たくさん食べないと満足できなくなります。

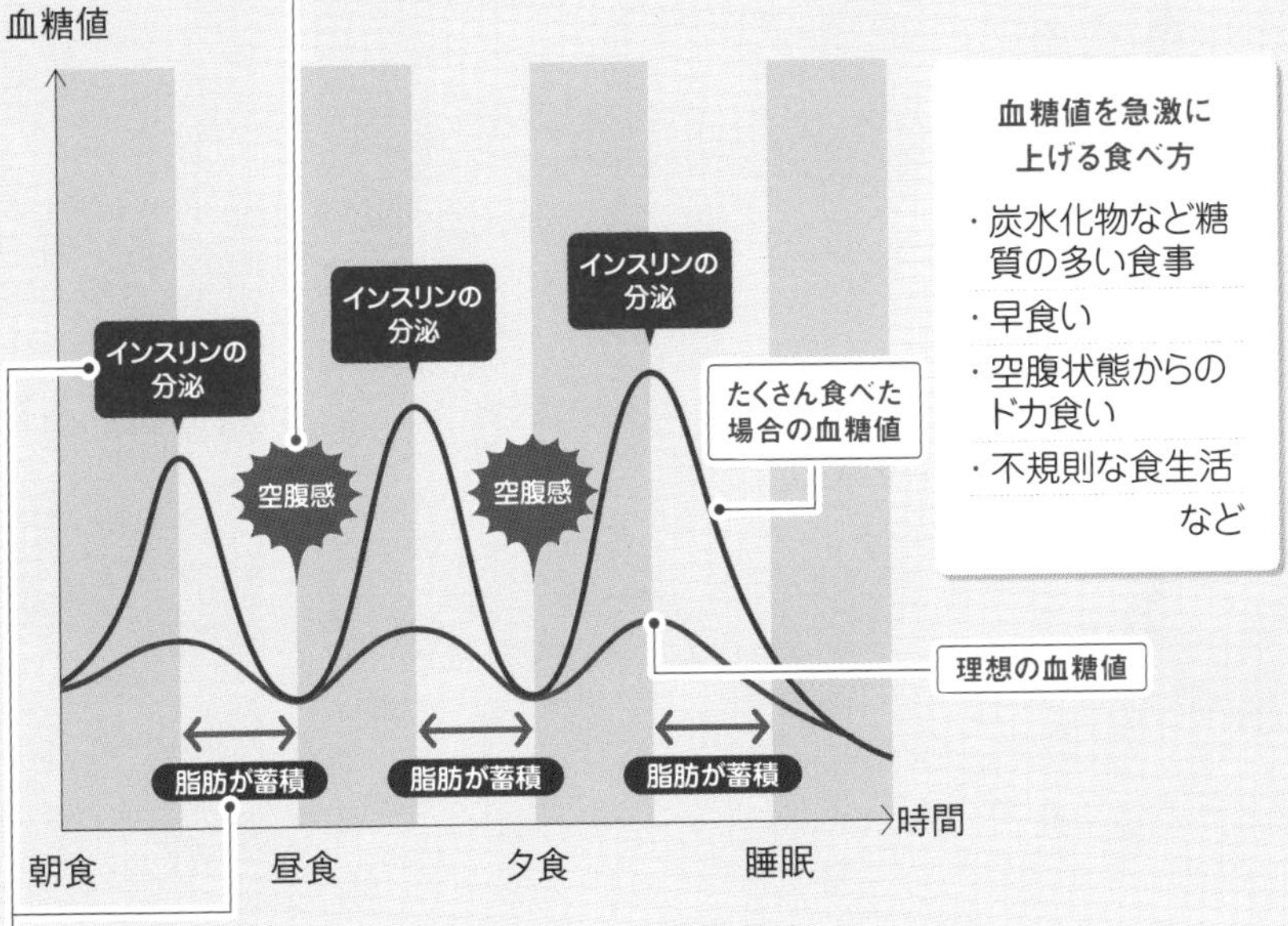

血糖値が上がると内臓脂肪が蓄積する!?

血糖値を下げるために分泌されたインスリンは、過剰に分泌されると余分な糖分を脂肪に変えて蓄積していきます。血糖の上昇が急激になるほど、その分泌が増えることで脂肪の蓄積量も多くなり、どんどん内臓脂肪がたまることになります。

つい食べすぎてしまったときも2日あれば元に戻せる

2日間がリカバリーのタイムリミット

ダイエット中に仕事の付き合いや友人とのランチなどで、つい食べすぎてしまうなんてことも。そんなとき行ってほしいのが、これから紹介するリカバリー方法です。胃を元のサイズに戻している期間、または半量の食事に慣れてきたときでも実践すれば、たとえ食べすぎても元の体の状態に戻せますので、焦ったり、落ち込んだりしないでください。というのも、必要以上に摂取した糖質や脂質が、すぐ脂肪に変わることはないからです。

とりすぎた糖質や脂質は消化され、肝臓へと運ばれて2日間蓄えられた後、消費されなかった糖質や脂質だけが、脂肪となって蓄積されます。

つまり、2日間が食べすぎを帳消しにできるタイムリミットということ。この間に、**余剰エネルギーを使い切ってしまえばいいのです**。やり方はいたってシンプル。**半量の食事をそのまま続けるだけ**。たったこれだけでリセットできると思えば、モチベーションも保てるはず。できれば、糖質や脂質が多い食事は避けましょう。

さらに、**いつもより体を動かすことも意識するとよいでしょう**。通勤時に歩く時間を増やしたり、散歩や買い物などで、20〜30分程度の有酸素運動によるカロリー消費効果を引き出します。加えて、水分を多めにとることで体液の循環をよくし、体の活性化をはかるのも有効。2日以内でエネルギー消費を上げる工夫をしてみてください。

食べすぎても2日あればとり戻せる！

食べすぎたとしても糖質や脂質はすぐ脂肪にはならず、2日間肝臓にストックされます。食べた翌日から2日間頑張るだけでとり戻せます。

食べすぎた日

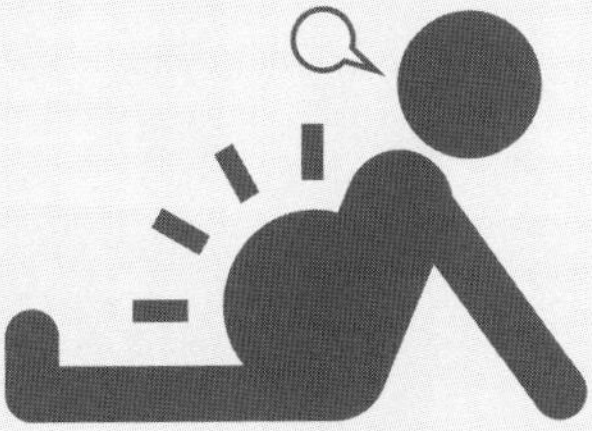

例えば……

「会社の飲み会でつい
　食べすぎてしまった……」

「友人とのランチ会で
　フルコース……」

「お土産でもらった
　お菓子があって……」

など

翌日

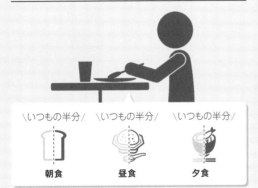

＼いつもの半分／

朝食

＼いつもの半分／

昼食

＼いつもの半分／

夕食

2日間頑張れば 内臓脂肪の蓄積を防げる

食べてしまった翌日から2日間は食事の量をいつもの半分にしましょう。水分を多くとることもおすすめします。食べすぎても、このリカバリー方法を知っておけば安心です。

食べてすぐに脂肪になるわけではない！

余った糖質や脂質が脂肪となるのは、2日たっても肝臓に残っている場合。食べた直後の2日間で有効な対策をすれば、食べすぎをなかったことにできます。

よく噛むことが心を落ちつかせて食べすぎを防いでいた!?

幸せホルモンの「セロトニン」が活躍

食べすぎを引き起こす要因にストレスがあります。イライラ、むしゃくしゃして、暴飲暴食やドカ食いをした経験はありませんか?

実は**このようなストレス由来の過食が、「よく噛む」ことで抑制されることが近年、知られてきました。**そのカギを握るのが「セロトニン」という脳内の神経伝達物質。**精神の安定などに深く関わるセロトニンの分泌を高めることで、ストレスによる食べすぎを抑制できるのです。**

セロトニンは、一定のリズムで反復した動きを行う「リズム運動」によって分泌が促進されます。ウォーキングやスクワットといった軽い運動のほか、食事の咀嚼《そしゃく》もそのひとつ。**「ゆっくりよく噛む」ことを意識しながら、20～30分かけて食事をとることで分泌量が増えます。**

さらに、効果はこれだけにとどまりません。しっかり噛むことで脳の咀嚼中枢に神経の興奮が伝わると、「神経ヒスタミン」という物質が分泌されます。**この神経ヒスタミンがブドウ糖よりも早く満腹中枢を刺激することで、短時間で満腹信号が出て食べすぎが抑えられ、太りにくい状態になるのです。**ほかにも、よく噛んで食べることで代謝を活性化させたり、血糖値の急上昇を防いでくれたりするなど（P.56参照）、複数の要因が相乗的に肥満を防止。結果、内臓脂肪がつきにくい体をつくってくれます。

噛むことでストレスを軽減!?

よく噛むというリズム運動が、ストレスを軽減させるセロトニンの分泌を増やして食べすぎを防止してくれます。

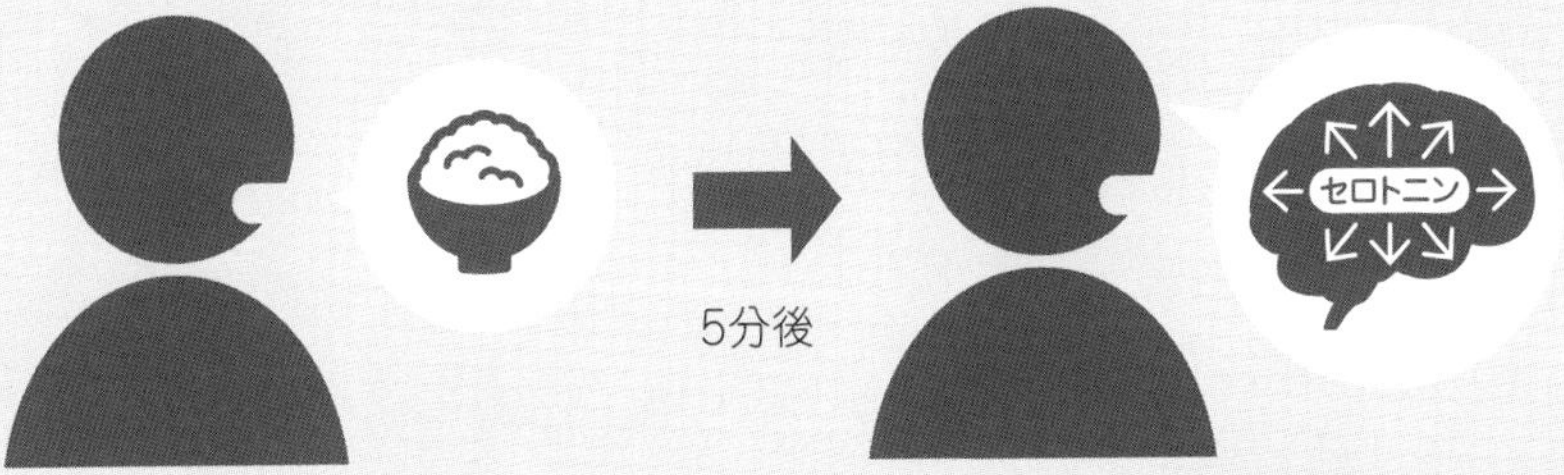

**心地よいペースで
よく噛んで食べる**

噛むペースには個人差があるので、自分で「心地よい」と感じるリズムで。

**ストレスが緩和され
食べすぎを抑制する**

食べ始めから5分ほどたつとセロトニンの分泌が始まり過食を抑え込む。

セロトニンの分泌は食べ始めて5分後

セロトニンの分泌は、咀嚼を開始しておよそ5分後に始まり、20〜30分かけてピークに。その状態が約2時間続きます。ゆっくり、よく噛むことが大切です。

よく噛んで食べるだけで太りにくくなる!

よく噛むことは満腹中枢を刺激するばかりではなく、血糖値や代謝にまで影響して、複合的に太りにくい体をつくります。

理由1

**血糖値の
急上昇を防ぐ**

血糖値の急上昇を抑えることで、インスリンの過剰分泌による脂肪の蓄積を阻止。

理由2

**「満腹中枢」が刺激
されて食べすぎを抑制**

神経ヒスタミンの作用で満腹中枢が早めに信号を送ることで過食を防ぎます。

理由3

**血流が上がり
脂肪の代謝が活発に**

代謝が上がると効率よくエネルギーが消費でき、脂肪を蓄える余裕がなくなります。

全く食べないのはNG

必要な栄養素をとらないと太る!?

食べる量を減らせば内臓脂肪は落ちます。それなら「全く食べなければいいのか?」というと、そういうわけでもありません。

私たちが生命を維持するためには、食事から「たんぱく質」「脂質」「炭水化物」の3大栄養素を摂取することが欠かせません。無理な減食やダイエットなどで摂取量が極端に減ってしまうと、体は筋肉などに含まれるたんぱく質を分解して、不足分のエネルギーを補おうとします。筋肉はエネルギーを大量に消費してくれる大事な組織なので(P.54参照)、筋肉量の減少は基礎代謝の低下に繋がります。そうなるとエネルギーを効率よく消費できず、「太りやすく、内臓脂肪が落ちにくい体」になってしまうのです。

さらに、食べる量が少なすぎれば体温もあまり上がらず、こちらも代謝の低下を招きます。体温が1度下がると、1日の基礎代謝量が約12~13%減るといわれ、数週間も続けば脂肪の増えるリスクが格段に高まるわけです。

ほかにも、摂取エネルギーの少ない状態が続くと、脳が「飢餓状態にある」と勘違いし、体の吸収効率をよくします。するとわずかな栄養も逃さずため込もうとするため、リバウンドしやすい体になってしまいます。度がすぎた減食や絶食は、やせるどころか、逆に太る要因になることを肝に銘じておいてください。

体をつくる上で欠かせない3大栄養素

たんぱく質、脂質、炭水化物の3大栄養素は、人の体をつくり、動かすためになくてはならないもの。摂取不足が太りやすさにも繋がります。

たんぱく質

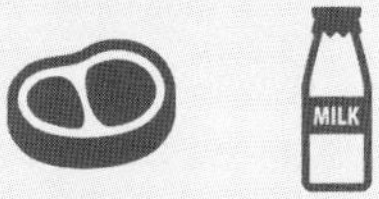

肉類　乳製品

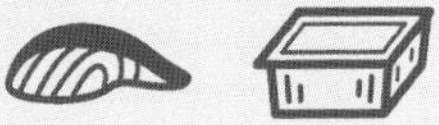

魚介類　大豆製品

など

筋肉や骨、臓器、血液など、体のあらゆる細胞をつくる材料になります。

脂質

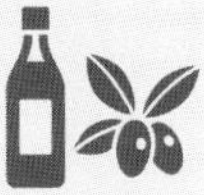

植物性の油

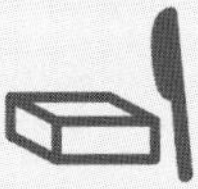

動物性の油

など

動物性と植物性があります。ホルモンなどの原料となることで、体内環境を整えます。

炭水化物

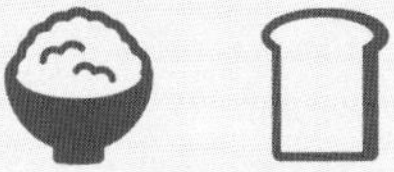

多糖類

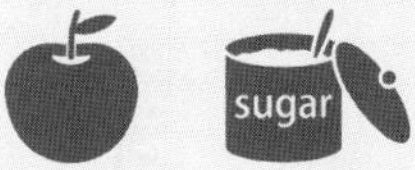

単糖類　二糖類

など

糖質と食物繊維の総称で、糖質は体を動かすエネルギー源となります。

食べないのはやせないどころかむしろ太る！

極端に食べないのは、基礎代謝量や体温の低下を誘発し、車でいえば「燃費の悪い」状態に。結果として「やせにくい体」になってしまいます。

筋肉を減らしてしまう

３大栄養素が不足すると、筋肉や内臓に含まれるたんぱく質が分解されるため、基礎代謝の要となる筋肉量の減少を招きます。

体温が上がらず代謝が落ちる

食べないことで体温が上がらないと、基礎代謝量が低下。エネルギーの消費効率も落ち、内臓脂肪の増加へ繋がります。

リバウンドしやすくなる

極端な減食を脳が「飢餓状態」と誤解し、栄養を貪欲にため込もうとするため、リバウンドしやすい体になります。

塩分をとりすぎると太る!?

塩味をおいしく感じて食べすぎてしまう

患者さんから「塩分をとりすぎると太るというのは本当ですか?」と聞かれることがあります。肥満が気になる人たちの間で、都市伝説のように広まった話のようです。

結論からいうと、「塩分の過剰摂取で太ることはありません。ただし、間接的には肥満を招くことがあります」というのが答えです。

もともと塩はカロリー0ですので、太る原因にはなり得ません。しかし、**塩分過多で味つけの濃い食べ物は、おいしく感じられることが多く、食欲が増進されて食べすぎてしまう**傾向にあります。塩味のスナック菓子に手が止まらなくなった、そんな経験のある人もいるでしょう。

また、塩分をたくさん摂取すると、体は高まった塩分濃度を薄めるため、細胞内に水分をため込みます。水分がうまく排出されずに体内に滞ると、いわゆる「むくみ」に繋がり、蓄積された水分によって体重が増加することもあります。

塩分が多めの食品は、私たちのまわりに意外とあります。カップ麺をはじめ、ベーコンなどの加工肉、せんべいなどのお菓子にも含まれており、気がつかないうちに塩分過多になっているかもしれません。厚生労働省が推奨する1日あたりの食塩摂取目標量は男性が7・5g未満、女性は6・5g未満。肥満に限らず、生活習慣病予防の観点からも、塩分控えめの食生活がのぞまれます。

塩分で食欲が増してしまう!?

塩味は食欲を増進させるため、食べすぎてしまうことがあります。間接的ですが、塩分を控えることも肥満対策のひとつになります。

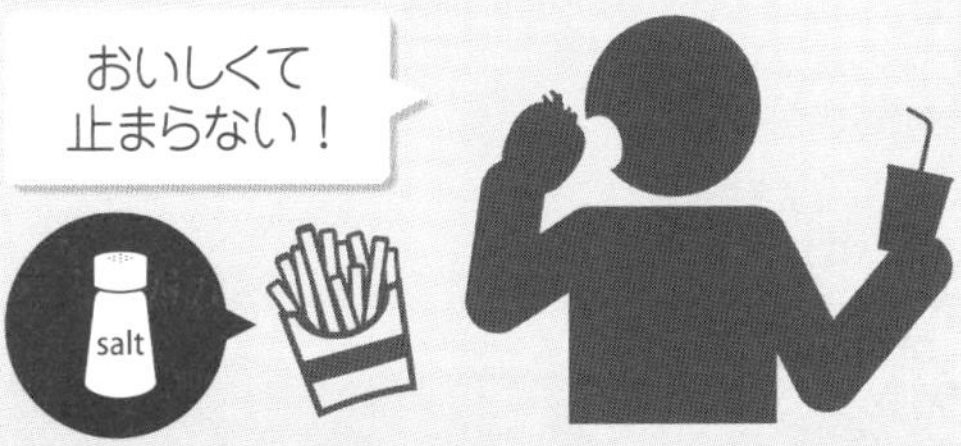

塩分では太らない 食べすぎるから太る

塩味の利いた食べ物には食欲を誘うものが多く、「もう少し」と食べすぎてしまいがちに。過食による内臓脂肪の蓄積要因になります。

食品の塩分含有量の目安

普段からよく口にするものにも、多くの塩分が含まれています。パッケージの栄養成分表示をチェックするなど、一定の関心を持ちたいものです。

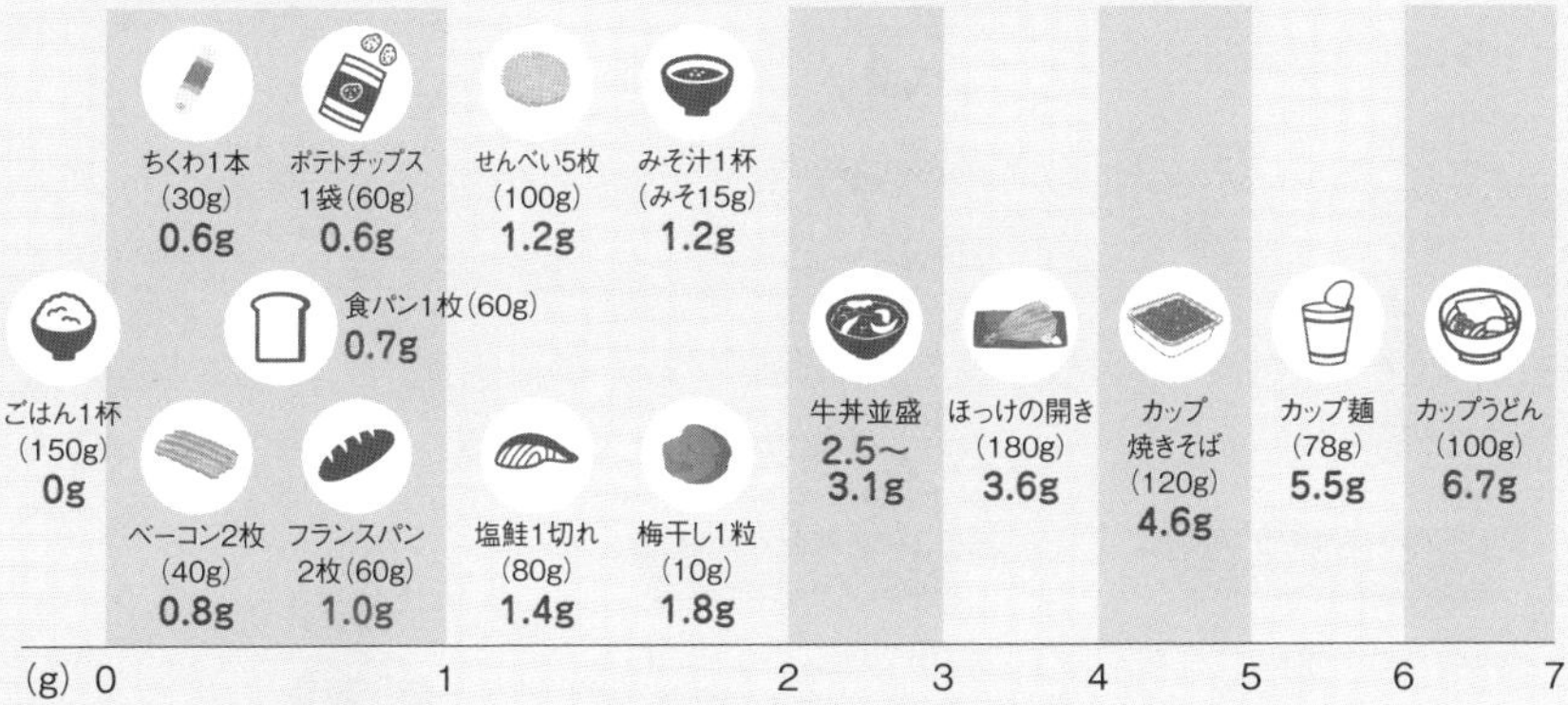

出典：文部科学省「食品成分データベース」などをもとに作成

1日の食塩摂取量の目安は男性7.5g未満、女性6.5g未満

厚生労働省による1日のナトリウム摂取量の目安です。この基準を守るよう心がければ、塩分過多に伴う食べすぎからの肥満を防ぐことができるでしょう。

内臓脂肪がつきにくいお酒の飲み方

アルコールが脂肪の吸収を盛んにする

仕事の付き合いや友人との語らいで、お酒を楽しむ機会もあると思います。そんなときは、太るリスクを回避できる飲み方をしてください。

お酒は比較的カロリーの高い飲み物。缶ビール1本(500㎖)や日本酒1合(180㎖)で、ごはん1杯(約230kcal)に近いカロリーがあります。適量なら問題ありませんが、度を越すと余ったカロリーが内臓脂肪を増やしてしまいます。

お酒を選ぶなら糖質の低いワインをはじめ、元々糖質ゼロの焼酎やウイスキーといった蒸留酒がおすすめです。なかでも赤ワインは糖質の低さに加えて、内臓脂肪の蓄積を抑えるとされるポリフェノールが豊富。肥満が気になる人には、うってつけといえるでしょう。

飲み会で特に気をつけたいのは、酔いにつられて食べすぎてしまうこと。アルコールには食欲を増進させる作用があるので、ハメをはずして「ドカ食い」などしないように。

また、あまり知られていませんが、アルコールには「脂肪の蓄積を促進するホルモンを分泌させる」働きがあります。ということは、飲めば飲むほど内臓脂肪をため込みやすくしてしまうのです。対策としては、できるだけ脂っこいおつまみは避け、刺身や焼き魚などのメニューを選ぶようにしましょう。さらに、休肝日を設け、アルコールを完全に抜く日をつくることも大切です。

太らない上手な飲み方

糖質の少ないアルコール類や、低脂肪のおつまみ選びが大切。飲み方を工夫してアルコールによる悪影響に歯止めをかけましょう。

太らない飲み方①

豆腐
枝豆

まず枝豆、豆腐を食べて過食対策

飲む前に軽いおつまみでお腹を満たし、アルコールによる食べすぎを防止。

太らない飲み方②

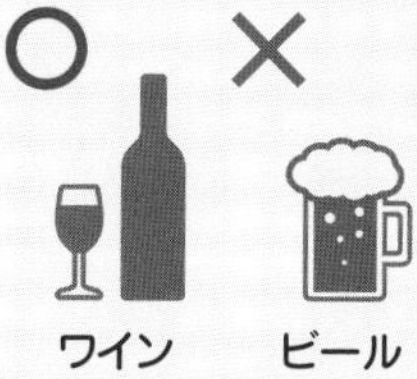
○
×
ワイン
ビール

飲むなら焼酎やワインを適量

糖質高めのビールより、糖質の心配がないワインや蒸留酒がおすすめ。

太らない飲み方③

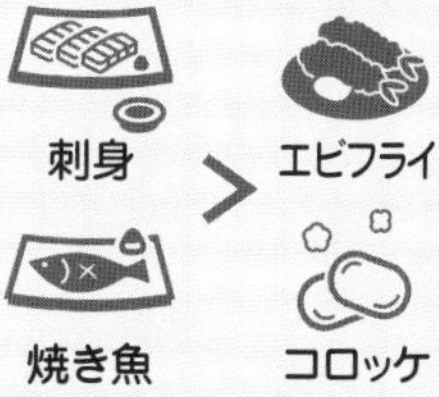
刺身
焼き魚
>
エビフライ
コロッケ

脂のしつこいおつまみはNG

おつまみは、から揚げなどの揚げ物は避け、低脂肪の刺身などを選ぶ。

太らない飲み方④

×
×
ラーメン
ケーキ

シメのラーメンやデザートは厳禁!

シメのラーメンやスイーツの誘惑に負けないように。特に脂質には注意。

休肝日をつくると内臓脂肪を落としやすい!

アルコールは、脂肪を蓄積しやすくするホルモンを分泌させます。休肝日をつくってアルコールの摂取量を減らせば、内臓脂肪蓄積のリスクが軽減されます。

アルコールの副次的な効果

アルコールを摂取することで食欲が増進 ➡ ホルモンが内臓脂肪の蓄積を促す ➡ 飲酒量に比例して中性脂肪が増える

お酒は飲むほどに内臓脂肪がたまる!?

アルコールには食欲増進作用のほか、脂肪をため込もうとするホルモンの分泌を促すという副次的な働きがあります。

Column

しっかり眠る人ほどやせる?

よく眠ることが、肥満の予防・改善に大きな役割を果たすのを知っていますか? 睡眠中に分泌が盛んになる成長ホルモンには骨や筋肉を成長させる働きがあり、代謝の促進にも関わります。また、1日あたり約300kcalの脂肪を分解してくれるといわれており、寝るだけでダイエット効果が期待できます。これまで22時～翌2時に分泌されやすいとされてきましたが、最近では就寝時間に関係なく、入眠後90分～4時間後に分泌するという説が一般的です。

ただし、睡眠の質が悪いと、この分解する量が1/3ほどに減ってしまうため、上手に睡眠をとることが大切になります。ここで知っておきたいのが、睡眠の質を高めるメラトニンと呼ばれるホルモン。こちらは日光を浴びてから14～16時間後に分泌が始まるため、起床後すぐに日光にあたるようにしましょう。また、メラトニンの材料となるのはトリプトファンと呼ばれる成分。豆腐や納豆などの大豆製品、牛乳やヨーグルトなどの乳製品に多く含まれているので、日光を浴びるとともに、これらを朝食にとるとさらに効果的です。

2つのホルモンが十分に分泌されると睡眠だけではなく、規則正しい食事の摂取にも繋がり、生活全体のリズムが整います。

第3章

たんぱく質をとれば やせる体になる！

内臓脂肪が増えるのはたんぱく質不足だったから！

筋肉はエネルギーの大消費組織

内臓脂肪の蓄積にストップをかけるには、摂取エネルギーよりも消費エネルギーを増やす必要があることは紹介しました（P．50参照）。そのカギを握るのが、先に述べた基礎代謝です（P．54参照）。**代謝量が大きくなればなるほど、効率よく摂取エネルギーが使われるため、内臓脂肪や皮下脂肪の蓄積を抑制できます。**

ところが、食事から摂取するたんぱく質が不足すると、体は筋肉などに含まれるたんぱく質を分解してエネルギーを補充しようとします（P．62参照）。これが体の中で最大のエネルギー消費源である筋肉を減らす結果となり、基礎代謝の低下へと繋がってしまうのです。

私たちが1日に消費するエネルギーの中で、基礎代謝の占める割合は約6割と最も大きく、うち約20％は筋肉が消費しています。これは脂肪が消費するエネルギーの約3倍にもなるので、脂肪を減らして筋肉をつけることが基礎代謝を格段に上げ、消費エネルギーを増やすことに繋がります。

また、筋肉量や筋力が低下すると、運動機能や活動量も下がるため、さらなる消費エネルギーの減少を招く悪循環にはまってしまいます。極端な減食や偏食によるたんぱく質の不足が、ダブルパンチで内臓脂肪蓄積のリスクを広げるわけです。**内臓脂肪を減らすためには、たんぱく質が重要な役割を果たすことを覚えておいてください。**

たんぱく質をとらないと代謝が落ちる！

基礎代謝量のうち約2割を筋肉で消費するため、たんぱく質の摂取不足から筋肉量が減れば、代謝能力が下がって太りやすい体になってしまいます。

筋肉が多いほうが脂肪が減りやすい

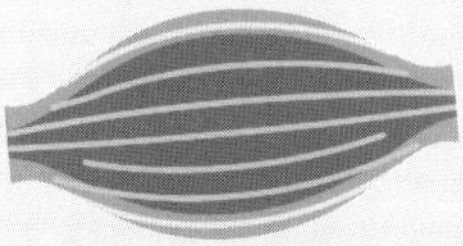

筋肉が多い
＝
脂肪を代謝しやすい
脂肪をためにくい

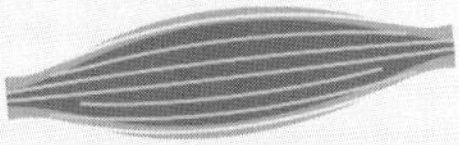

筋肉が少ない
＝
脂肪を代謝しにくい
脂肪をためやすい

筋肉量が多いほど肥満リスクは下がる

筋肉量は基礎代謝量を左右する大切な要素。多いほど代謝量が増えてエネルギー効率が上がり、脂肪の蓄積も抑えられます。

たんぱく質が足りないと筋肉が減ってしまう！

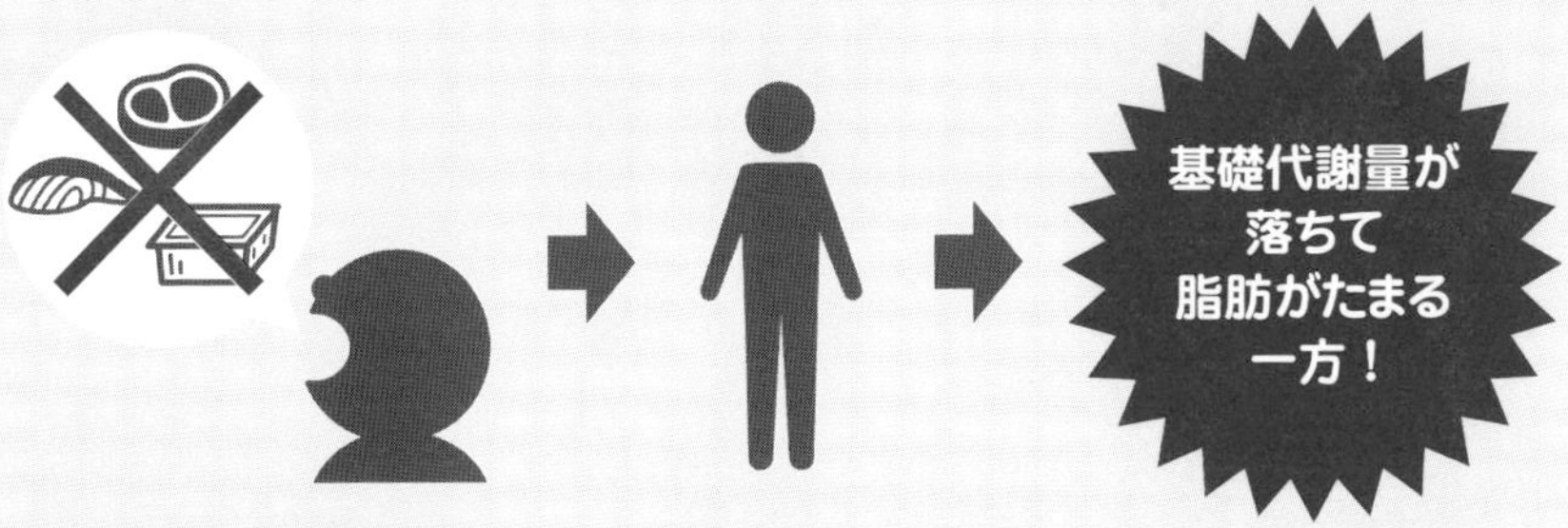

たんぱく質が不足　筋肉量や筋力が低下

たんぱく質が不足すると内臓脂肪が増える！

そもそもたんぱく質ってどんな働きをするの？

免疫力の維持や疲労回復効果も

たんぱく質は筋肉や臓器をはじめ、血液、骨、皮膚、毛髪、ホルモンなどの主成分です。水分を除けば、体の重量の約半分をたんぱく質が占めているといわれ、人体に欠かせない栄養素のひとつに数えられています。

特に筋肉は、約80％がたんぱく質で構成されているため、たんぱく質が不足してしまうと筋肉をつくれません。すなわち、生命活動にも大きな影響を及ぼすことになるのです。

たんぱく質は炭水化物や脂質と並び、エネルギー生産を助ける3大栄養素のひとつとしても知られるほか、主に以下のような働きがあります。

- 代謝の機能を調整する
- 体内で物質を運搬する
- 免疫機能を維持、調整する
- ホルモンや酵素などの体の機能を調整する
- 脳の発達や機能を助ける
- 疲労を回復させる

さらに、たんぱく質はセロトニンやメラトニンといった脳内の神経伝達物質の循環を補助する役割も担います。咀嚼と食べすぎの関係（P．60参照）でも紹介したセロトニンは、別名「幸せホルモン」。その作用で気持ちを落ちつかせてくれます。一方のメラトニン（P．68参照）は「睡眠ホルモン」と呼ばれ、質の高い睡眠をもたらす物質。たんぱく質の役割は実に多様といえるでしょう。

筋肉をつくるだけじゃない！たんぱく質の働き

3大栄養素としてエネルギー源になるほか、脳や筋肉、内臓などの材料に。代謝機能や免疫機能の調整など、生命維持に欠かせない働きをしています。

体の半分はたんぱく質でできている

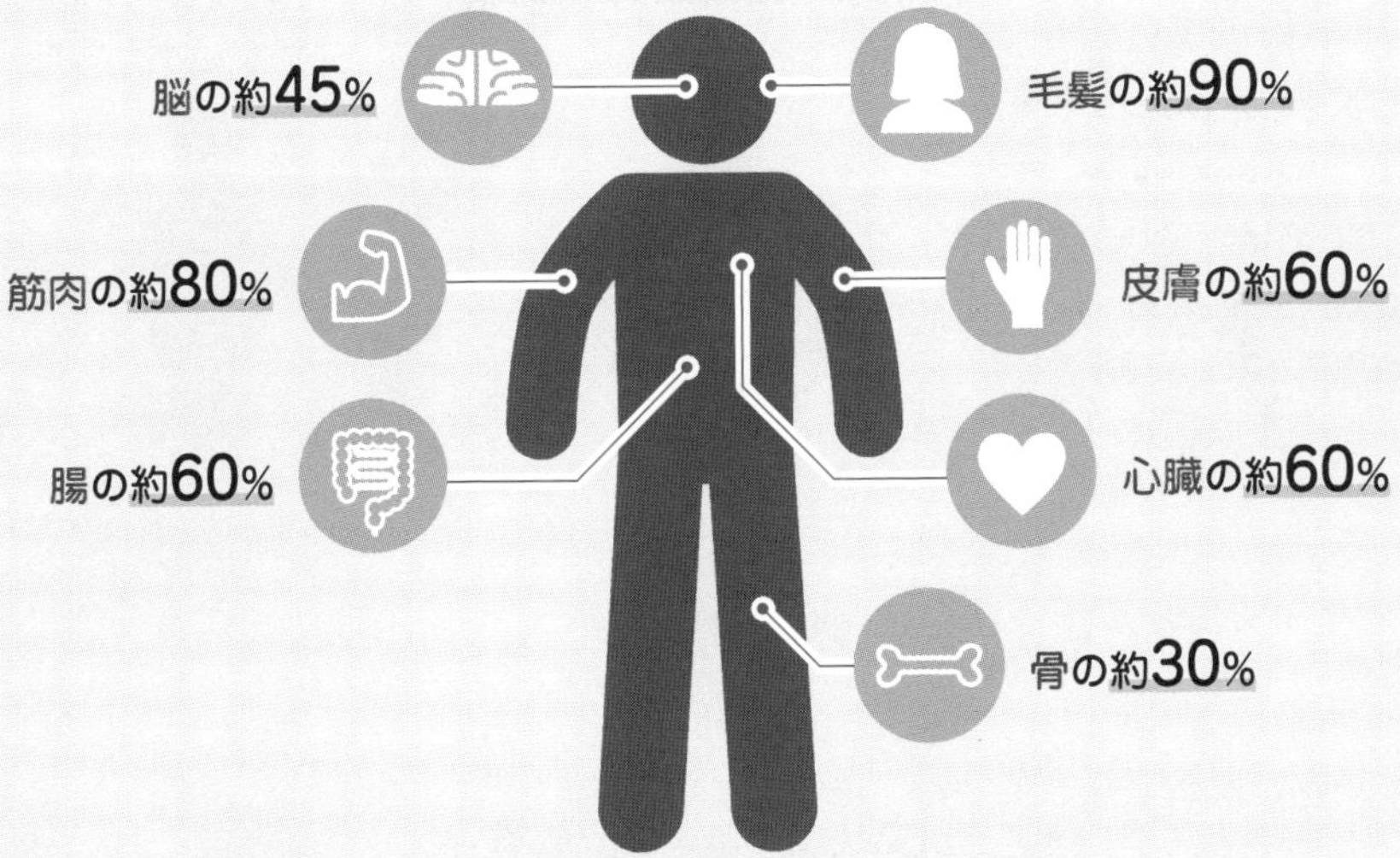

※水分を除いた重量に占めるたんぱく質の割合

出典：『数値でみる生物学 生物に関わる数のデータブック』著者 Rainer Flindt（丸善出版）をもとに作成

たんぱく質は体をつくっているだけじゃない！

ホルモンや酵素をつくる

人体の活動を陰で支えるホルモンや酵素など目に見えない物質も、たんぱく質によって構成、調節されています。

エネルギー源として活用される

私たちの活動を支えるエネルギーの主力である炭水化物が不足すると、たんぱく質や脂質がその働きをフォローします。

免疫力を正常に保つ

たんぱく質にはホルモンや酵素などの身体機能を調節する作用があるため、免疫機能の維持、正常化の役目も担います。

たんぱく質は食べても脂肪になりにくい！

たんぱく質は余すところなく使われる

３大栄養素の炭水化物（糖質）と脂質は、過剰に摂取すれば、脂肪として蓄積されてしまいます。ところが、たんぱく質は、内臓や血液、骨、皮膚、髪の毛、ホルモンなどの材料になるほか、筋肉のエネルギー源としても使われるなど多様な用途を持つのが特徴。ほとんどが脂肪になる前に消費され、しかも、余った分は尿（尿素）となって排出されてしまい体内には残りません。そのため、ある程度食べすぎたとしても、脂肪なりにくいとされているのです。

さらに、たんぱく質は摂取したエネルギーを効率的に消費します。これを「食事誘発性熱産生（ＤＩＴ）」といい、食事で得た栄養素を体内で分解する際、体熱となって消費するエネルギーをあらわしたもので、数値が高いほどより多くのエネルギーを食後に消費しています。その割合は糖質が約６％、脂質が約４％なのに対し、たんぱく質は何と約30％ものエネルギーをＤＩＴで消費。たんぱく質を含む食品をたくさん食べるほどエネルギー消費が高まり、結果として脂肪がたまりにくく、やせやすい状態になるのです。

なお、このＤＩＴは、筋肉量がある人ほど高くなるといわれています。食事や運動によって筋肉量を増やせば基礎代謝量の向上にも繋がり、ＤＩＴとの相乗効果で、ますますエネルギー代謝のよい体になるはずです。

たんぱく質が消費される流れ

たんぱく質は消化・吸収されるとアミノ酸に分解され、筋肉などの材料や脂肪、エネルギー源に。余ったものは尿として排出されます。

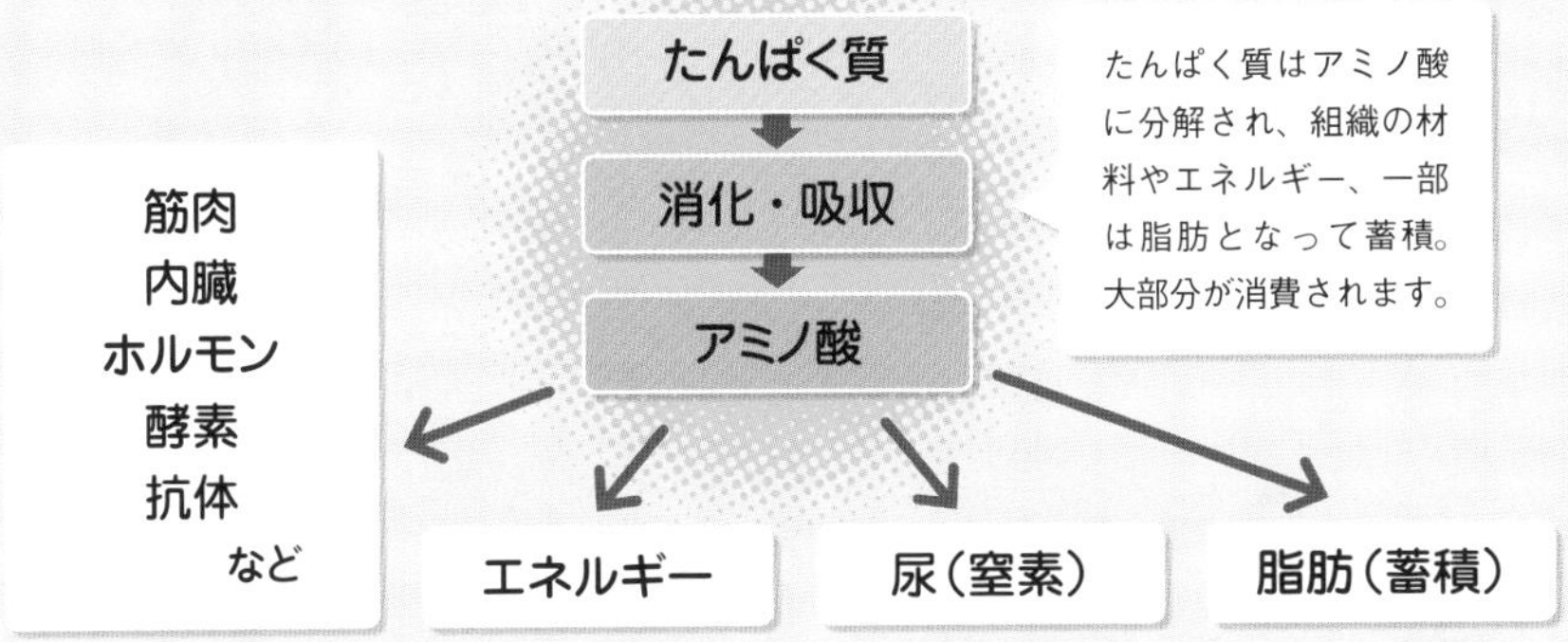

たんぱく質をとったほうが消費エネルギーは増える！

炭水化物や脂質に比べ、たんぱく質のDITは断然大きいため、たんぱく質の多い食品を摂取したほうが、内臓脂肪の蓄積を招きにくくなります。

食事誘発性熱産生（DIT）とは?

食べたものが体内で分解される際、体熱となって消費されること。そのときに発生するエネルギー。

たんぱく質
…食べたエネルギーの約30%
糖質
…食べたエネルギーの約6%
脂質
…食べたエネルギーの約4%

※通常の食事はこれらの混合なのでDITは約10%といわれています。

1日に2000kcalを摂取する場合

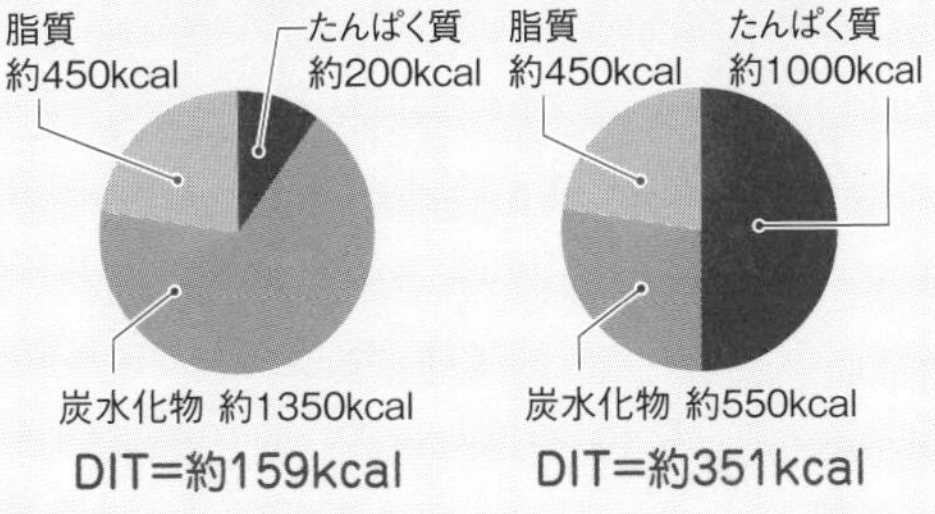

摂取カロリーが同じでも
消費カロリーは約192kcalの差が出る！

出典：『眠れなくなるほど面白い 図解 たんぱく質の話』監修 藤田聡（日本文芸社）より作成、一部改変

食事の半分を高たんぱく食品にしよう！

5：3：2の黄金比で内臓脂肪を撃退！

内臓脂肪を落とすための、たんぱく質摂取による様々なメリットをこの章では紹介してきました。それでは、一体どれくらいの量のたんぱく質をとればいいのでしょうか。目安となるのが、次に挙げる3大栄養素の理想的な摂取バランスです。

　1食のうち5割を、たんぱく質を多く含む食品にし、残りの3割を炭水化物を含む食品、脂質が多く含まれる食品は2割に抑えるというもの。これは、肥満治療に長年関わってきた私の経験から導き出した割合です。

　高たんぱくな食品が1食の半分を占めることに、不安や違和感を覚える人がいるかもしれません。しかし、**たんぱく質量の多い食品を食べても、実際の含有量は食品全体の2割程度**。みなさんが思うほど、たんぱく質がとれているわけではないのです。ですから「**1食の半分をたんぱく質にする！」くらいの気持ちで食べて、ちょうどいい分量にな**るはずです。さらに、たんぱく質を含む食品は腹持ちがよいとの研究結果もあるので、炭水化物や脂質のとりすぎを防げます。

　第2章の食事の量を半分にする方法（P.42参照）で胃を小さくした上で、1食の半分をたんぱく質が豊富な食品にすれば、肥満対策として鉄壁です。これを継続できれば、内臓脂肪が落ちやすくてたまりにくい体になるだけではなく、体型維持や生活習慣病を遠ざけることにも繋がります。

理想のやせる食事のバランスはこれ！

1食の半分をたんぱく質を多く含むメニューにすることで、筋肉の増加や消費エネルギーの拡大を狙います。脂質は2割程度で十分です。

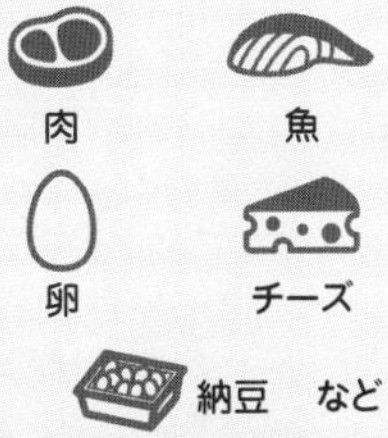

肉　魚　卵　チーズ　納豆　など

たんぱく質

5

:

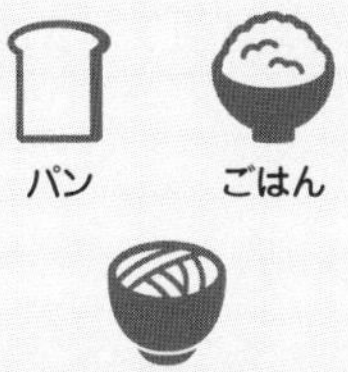

パン　ごはん　うどん　など

炭水化物

3

:

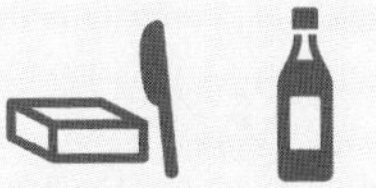

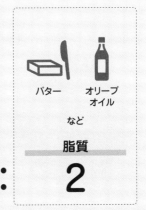

バター　オリーブオイル　など

脂質

2

食事の量を半分にして行うと、さらに効果的！

P.42の減食方法で胃を小さくし、メニューの半分をたんぱく質が豊富な食品にすれば、ダブルの効果で太りにくく、やせやすい状態になっていきます。

朝食	昼食	夕食
 パン	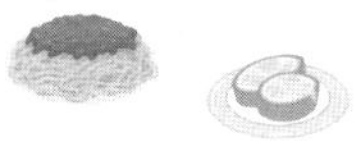 パスタセット	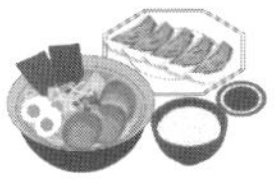 ラーメンセット

食事量を半分にしてたんぱく質食品を増やす

朝食	昼食	夕食
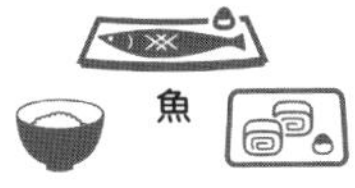 魚、ごはん、卵焼き	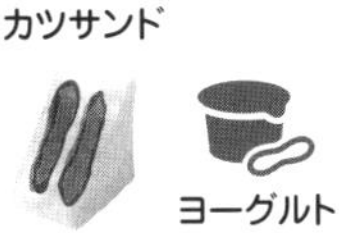 カツサンド、ヨーグルト	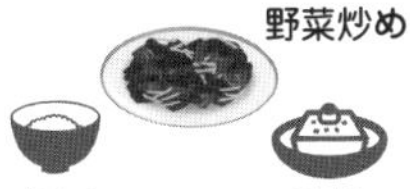 野菜炒め、ごはん、冷奴

どんなたんぱく質を摂取したらいいの？

必須アミノ酸を含む食品をとる

たんぱく質中心の食事をおすすめしていますが、具体的にはどのようなたんぱく質を意識してとればいいのでしょうか。

たんぱく質には「動物性たんぱく質」と「植物性たんぱく質」があります。動物性たんぱく質は肉や魚、卵や乳製品などに多く含まれ、植物性たんぱく質は大豆製品やそら豆、えんどう豆などに含まれます。**どちらかに偏るような食事ではなく、1：1を目安とした割合で、動物性と植物性の両方をとることが理想的です。**

たんぱく質は動物性、植物性に関わらず、20種類のアミノ酸で構成されています。このうち、ひとつでも不足してしまうと、健康な体を維持できません。これらは体内でつくることができない必須アミノ酸と、体内でつくれる非必須アミノ酸の2つに分かれており、優先して摂取してほしいのが必須アミノ酸のほうになります。

どの食品にどれくらい必須アミノ酸が含まれているかを知るには、「アミノ酸スコア」を参考にしてください。アミノ酸スコアは、食品が含むたんぱく質の量に対して、必須アミノ酸がバランスよく含まれているかを数値化したもの。**スコアが100に近いほど、良質なたんぱく質を含む食品となります。つまり、アミノ酸スコアの高い食品を選ぶことが、たんぱく質摂取のメリットを最大に生かす、肥満防止対策の食事になるわけです。**

動物性と植物性をバランスよくとる！

たんぱく質をつくる20種類のアミノ酸の働きを余すことなく引き出すためにも、動物性と植物性の両方をバランスよくとることが大切になります。

動物性たんぱく質

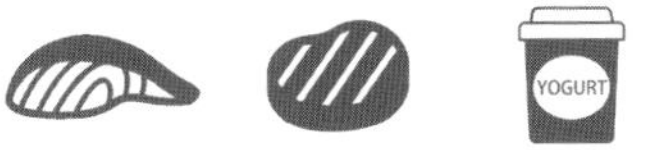

魚介類　肉類　乳製品

など

植物性たんぱく質

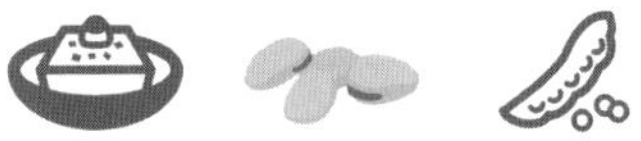

大豆製品　そら豆　えんどう豆

など

アミノ酸スコアが高いものを選ぼう！

アミノ酸スコアが100に満たない場合、一番少ないアミノ酸までの量しかたんぱく質を生成できません。できるだけアミノ酸スコアの高い食品を選びましょう。

少ないアミノ酸がある場合　理想的なアミノ酸のバランス

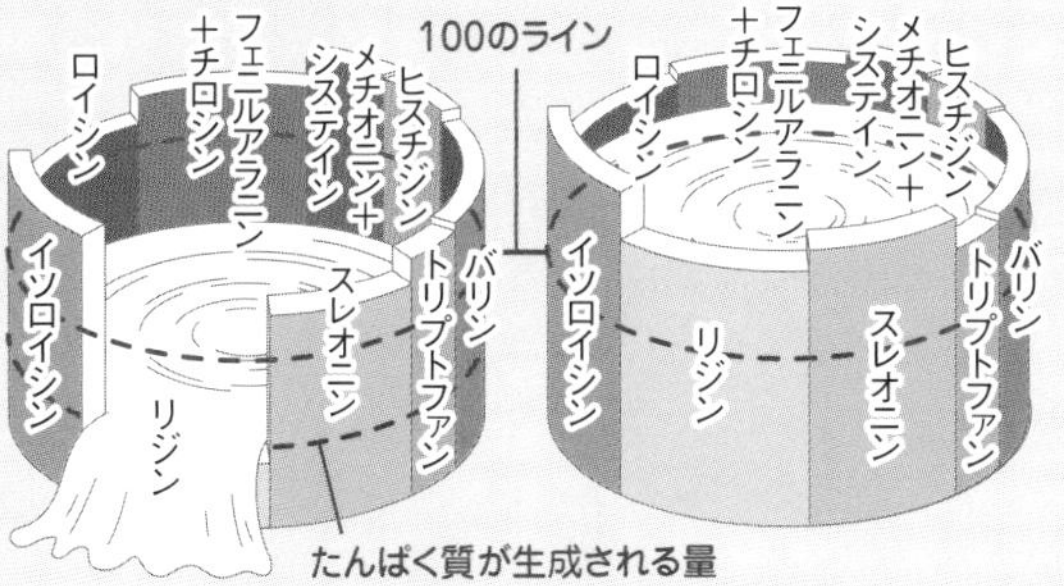

アミノ酸スコアって何？

食品に含まれる必須アミノ酸の量やバランスを数値化したもので、いわば「たんぱく質の栄養価」をあらわす値。スコア100の食品が理想的です。

アミノ酸スコアが100の食品例

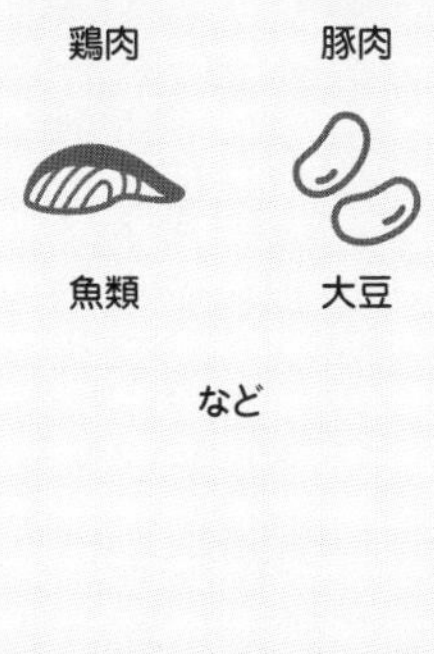

卵　牛乳

鶏肉　豚肉

魚類　大豆

など

腸内環境を整えないと筋肉が増えない！

よく噛んで食べると吸収がよくなる

せっかく良質なたんぱく質を摂取しても、うまく消化・吸収ができなければ栄養を生かし切れず、筋肉も増えないため、内臓脂肪の減少に繋げられません。そこで注目したいのが腸内環境です。

腸内は善玉菌、悪玉菌、日和見菌がバランスをとることで正常な状態を保っていますが、運動不足や偏食、生活習慣の乱れなどで悪玉菌が増えると、腸内環境が悪化するといわれます。**腸内環境が乱れればたんぱく質の消化・吸収もスムーズに行われず、たんぱく質の多様な働きも機能しなくなります。そうなれば当然、脂肪もたまりやすく、体調面でもトラブルを抱えやすくなるでしょう。**

こうならないためにも、常に腸内の環境を良好に保っておきたいものです。

たんぱく質を無駄なく吸収するためには、よく噛んで食べることを意識してください。胃腸での消化の際、食べたものがより細かくなっているほうが、栄養として吸収されやすいからです。ちなみに、未消化のたんぱく質は大腸で悪玉菌のエサとなって腸内環境が悪化する原因にもなりますので、注意が必要です。

なお、プロテインドリンクのような液体状のものは体内での通過スピードが早く、吸収されないまま排出される場合もあります。**よく噛むことが大切なので、たんぱく質は固形のものをしっかり咀嚼して摂取するようにしましょう。**

腸内環境でどんな違いがあるの?

腸内環境がよければ、たんぱく質を効率よく消化・吸収でき、筋肉の合成や代謝の機能が上がることで、脂肪を落としやすい体になります。

腸内環境がよいと……

- 消化・吸収機能が正常に保たれる。
- 代謝を促進、活性化する。
- 免疫力が向上する。
- 美肌効果がある。
- 便秘の防止、改善効果がある。
- ストレスを軽減する。

など

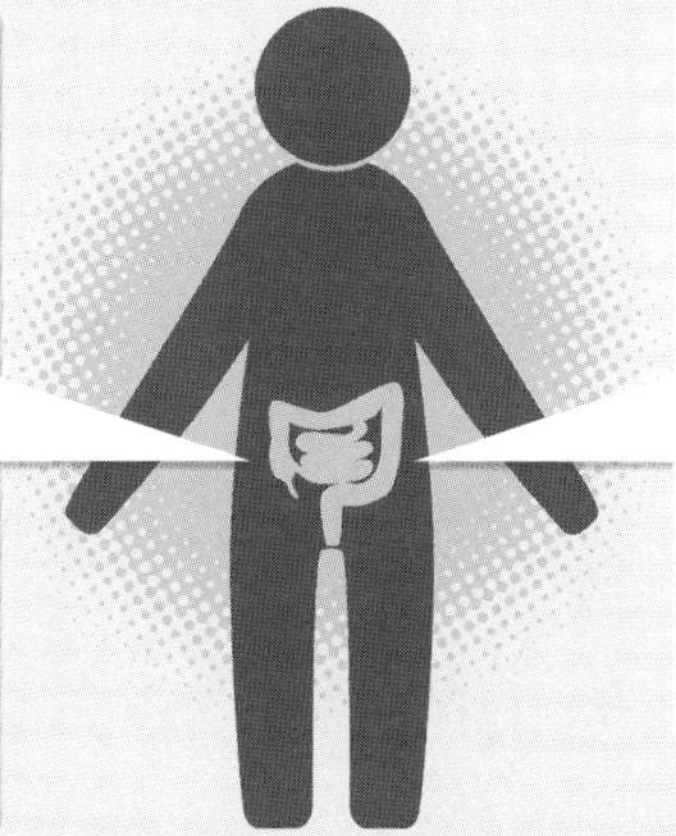

腸内環境が悪いと……

- 消化・吸収機能が落ちる。
- 免疫力が低下する。
- 便秘や下痢になりやすくなる。
- 肌荒れ、ニキビ、吹き出物が出やすくなる。

など

細かいほうが効率よく吸収される!?

たんぱく質を含む食品を食べる際は、しっかりと咀嚼しましょう。細かい状態で胃腸に届くと、消化・吸収がより高まります。

食べ物が大きい状態の場合

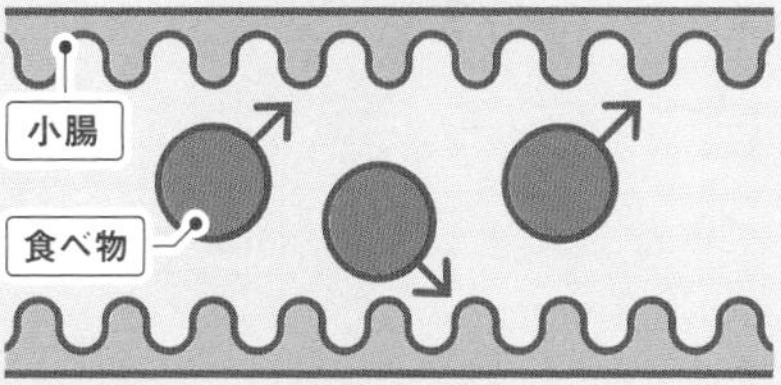

咀嚼が不十分な食べ物は、一部が未消化のまま大腸へ。たんぱく質などが悪玉菌のエサとなり腸内環境を乱します。

食べ物が細かい状態の場合

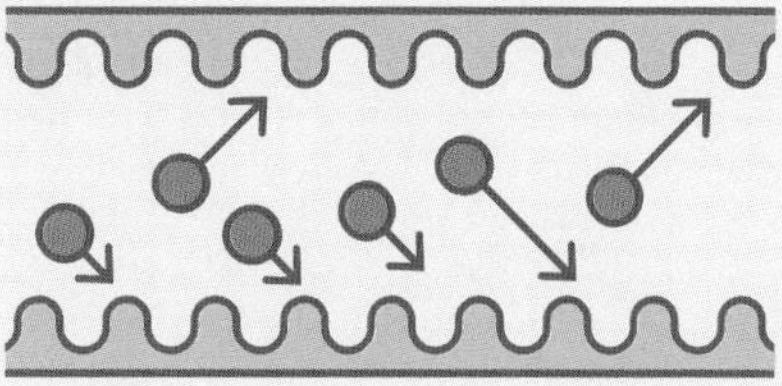

よく噛まれた食べ物は、形状が細かくなって表面積が増える分、消化酵素が十分に行き渡り、吸収がよくなります。

無理して野菜を食べる必要はなし！サプリメントも活用しよう

たんぱく質の吸収を助けるビタミンB群

摂取したたんぱく質が無駄なく吸収され、最大限の働きをしてくれれば、内臓脂肪対策もより万全なものとなります。そこでぜひ知っておいてもらいたいのが、たんぱく質の吸収を促進してくれる栄養素の存在です。

その代表がビタミンB$_2$、B$_6$、B$_{12}$のビタミンB群。これらを含む食品を一緒にとることで、たんぱく質のエネルギー代謝がグンと上がります。ビタミンB群は植物性の食品にはあまり含まれておらず、豚肉やまぐろ、乳製品や卵など、動物性の食品からの摂取が主になります。

また、**亜鉛や鉄などのミネラル類も、たんぱく質の合成には欠かせない存在**。特に牡蠣《かき》や焼きのりなどに豊富な亜鉛は、たんぱく質の多様な作用を引き出すためのカギを握る栄養素といえるでしょう。**魚介類に多く含まれるビタミンDも、一緒にとりたいもののひとつ**。たんぱく質を活性化させ、筋肉を強くしてくれます。

ここまでたんぱく質と相性のいい栄養素を並べてきましたが、毎日そつなくとるには大量の野菜を食べなければならないなど、なかなか大変です。そんなときに便利なのがサプリメント。とりたい栄養素を、たった1粒の錠剤で摂取することができます。サプリメントを上手に利用すれば、メニューの組み合わせに悩む必要もなく、食べすぎや栄養の偏りといった心配も解消されます。

たんぱく質 × サプリメントで効率を上げる!

たんぱく質の吸収を高める栄養素は、サプリメントも活用して上手に摂取しましょう。効率よく必要な栄養をとることができます。

野菜より効率がいい!

例えば、1mgのビタミンB_6を食品でとろうとすると……

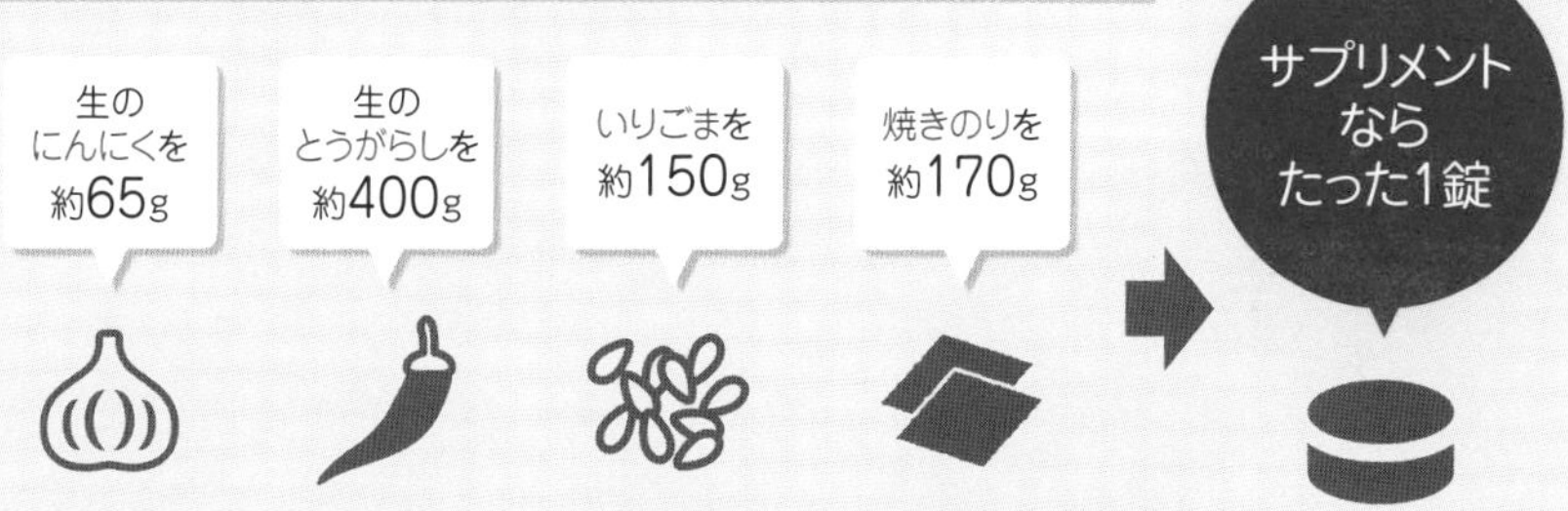

生の にんにくを 約65g
生の とうがらしを 約400g
いりごまを 約150g
焼きのりを 約170g
サプリメントなら たった1錠

「こんなに食べられない」をサプリで解決!

たんぱく質の代謝に欠かせないビタミンB_6を食品でとろうとすると、大量に摂取しなければならず現実的ではないケースも。でもサプリメントなら、たった1錠で済ませられます。

たんぱく質と一緒にとりたい栄養素

ビタミンB_2

たんぱく質の代謝を助ける栄養素。豚肉や魚のほか、チーズや牛乳などの乳製品、卵などに多く含まれています。

ビタミンB_6

たんぱく質の代謝、血液や筋肉への合成を助ける重要な栄養素。鶏肉やレバー、バナナなどに豊富です。

ビタミンB_{12}

ビタミンB_6と同様、たんぱく質の代謝や合成に関わります。鮭やサバ、しじみなどに多く含まれます。

ビタミンD

筋肉の合成を促すため、たんぱく質と合わせてとることで筋肉を増強できます。魚介類やきのこ類に豊富。

ミネラル類

鉄や亜鉛などのミネラル類は、たんぱく質の合成を助けます。鉄はレバー類、亜鉛は牡蠣に多く含まれます。

たんぱく質のとりすぎのウソ・ホント

たんぱく質をとりすぎると健康被害がある、という話が世間に広がっているようです。果たして本当なのか、ケース別にお答えします。

Q

腸内環境が悪くなるってホント?

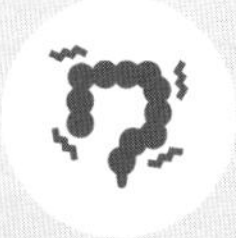

動物性たんぱく質をとりすぎた場合、未消化のたんぱく質が大腸へと送られ、悪玉菌のエサに。それが大腸内で最も少ないはずの悪玉菌を増やす原因となり、腸内環境を乱すことに。免疫力が低下し、病原菌による感染の危険性を高めることなどに繋がります。

Q

腎臓や肝臓を壊すってホント?

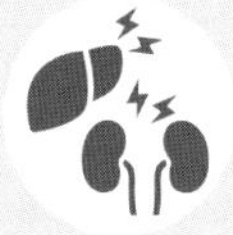

体内で余ったたんぱく質は、窒素に分解された後に肝臓で尿素へと変換。そこから腎臓を通って尿として排出されます。プロテインパウダーなどでたんぱく質を過剰にとると、多くの窒素を尿に変換する必要が生じ、肝臓や腎臓に負担がかかるともいわれています。

Q

骨がもろくなるってホント?

動物性たんぱく質を消化する際に生成される「酸」が体内のカルシウムを尿中に排出してしまい、骨の形成に影響を及ぼすといわれるようになったのですが、そのような心配はありません。むしろ、たんぱく質と同時にカルシウムを摂取することで、骨を強化できます。

Q

尿《にょう》路《ろ》結石《けっせき》になるってホント?

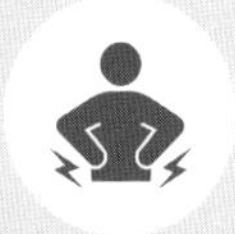

シュウ酸カルシウム結石の場合、動物性たんぱく質の摂取で体内にシュウ酸が増えると、腸内でカルシウムと結合し便として排泄されます。ところが、余ったシュウ酸が尿内のカルシウムと結合してしまうと、結石となって尿管を詰まらせる原因になるのです。

食べすぎると不健康になる!?

Q

脱水症状になるってホント?

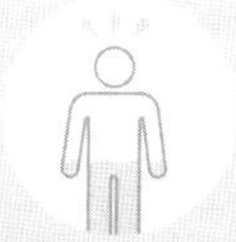

たんぱく質が体内で消化される際、吸収できなかった老廃物が出ます。これを処理するのは腎臓の役目ですが、その際には水分が使われます。たんぱく質を過剰に摂取すると、それに伴って大量の水分が必要となるため、水分不足になる可能性があります。

Q

動脈硬化になるってホント?

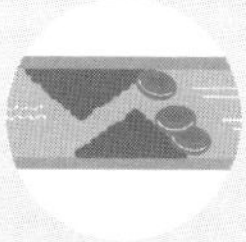

動物性たんぱく質を含む食品には、コレステロールを多く含むものがあり、脂質の過剰摂取になりがちです。これがLDLコレステロールを増加させると、血流の悪化や血栓を生じさせる原因となり、動脈硬化のリスクを上げることに。深刻な病気も招きかねません。

Q

カロリーオーバーになりやすい?

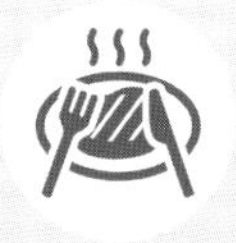

動物性たんぱく質を含む食品は脂質が多く、カロリーも高め。とりすぎはカロリーオーバーに繋がり、内臓脂肪として蓄積されます。カロリーを抑えつつたんぱく質をとるために、脂肪分の少ない食品を選び、植物性たんぱく質とのメニューバランスも考えましょう。

Q

お腹が痛くなるってホント?

たんぱく質摂取のために牛乳を飲むと、お腹が痛くなる人がいます。これは牛乳に含まれる乳糖が原因。多くの人は成長するにつれ、乳糖を消化する酵素が減少します。乳糖には水を引き寄せる性質があり、乳糖がそのまま小腸に送られると腹痛や下痢を誘発するのです。

Column

お風呂に入るとやせる?

忙しく過ごしていると入浴の時間も惜しくて、ついサッとシャワーで済ませていませんか? 実はそれ、内臓脂肪燃焼のチャンスをみすみす逃していることになります。

湯船に浸かるメリットは、汗をかくことで代謝がよくなり、基礎代謝量を上げる効果が期待できることです。代謝機能が脂肪の増減に関わることは本書でも紹介したとおり。代謝がよければ太りにくくなります。

また、汗と一緒に毒素が排出されることも大切。デトックスという言葉がよく知られるほど、現代は毒素が体内にたまりやすい生活環境といえます。毒素の中には脂肪と結びつきやすい物質もあるため、体を芯から温めることは脂肪燃焼対策としても有効です。

さらに、温熱効果で基礎体温が上昇すると、全身の血行がよくなって老廃物が排出されやすくなり、むくみ解消にも繋がります。

のんびりとしたバスタイムは副交感神経を優位にして、ストレス軽減効果も期待できるでしょう。入浴法としては、38度ほどのぬるめの湯に15〜20分浸かること。湯船に浸かる習慣をつけることで、だんだんとやせやすい体質になっていくはずです。

第4章

みるみる落ちる！内臓脂肪燃焼万能ふりかけをつくろう！

第4章

内臓脂肪を燃焼する最強食品「高野《こうや》豆腐」

「高たんぱく質+高栄養価」の優れもの

第3章では、積極的なたんぱく質摂取が、内臓脂肪増加に歯止めをかける有効な手段であるのを紹介しました。肥満治療に30年以上とり組んできた医師として、「高野豆腐こそ最強の高たんぱく質食品」という結論に達したことは第1章の最後（P.36参照）でも触れたとおりです。そこでこの章では、豊富なたんぱく質を簡単かつ効率的、しかもおいしくとれる「高野豆腐」について、解説していきたいと思います。

高野豆腐は「凍《こお》り豆腐」や「凍《し》み豆腐」とも呼ばれ、古くから親しまれてきた日本の伝統的な食品。**大豆からつくられる豆腐を凍らせ、さらに熟成と乾燥を経ることで、良質な植物性たんぱく質や脂質、ミネラル、ビタミンなどの栄養成分が凝縮し、ふつうの豆腐よりも栄養価が高くなります。**

なかでも特筆すべきは、**高野豆腐に含まれる成分の約50％が植物性たんぱく質ということ。含有量は木綿豆腐と比べて約7倍にもなり、たった1枚（約8・2g含有）で、240mlの牛乳と同量のたんぱく質を摂取できるのです。**

ほかにも、「水分で膨らむので満腹感が得られ、食事量を自然と減らせる」「100gあたりの糖質量が白米の約1／20」「味にクセがなく、どんな料理にも合わせやすい」など、高野豆腐は内臓脂肪を減らすための食品として見逃せない特徴やメリットが多い、スーパーフードなのです。

高野豆腐は成分の約50%がたんぱく質

高野豆腐は、成分の約半分がたんぱく質という優秀な食品。含まれる脂質の多くは中性脂肪や悪玉コレステロールを減らす不飽和脂肪酸なのでたくさん食べても安心です。

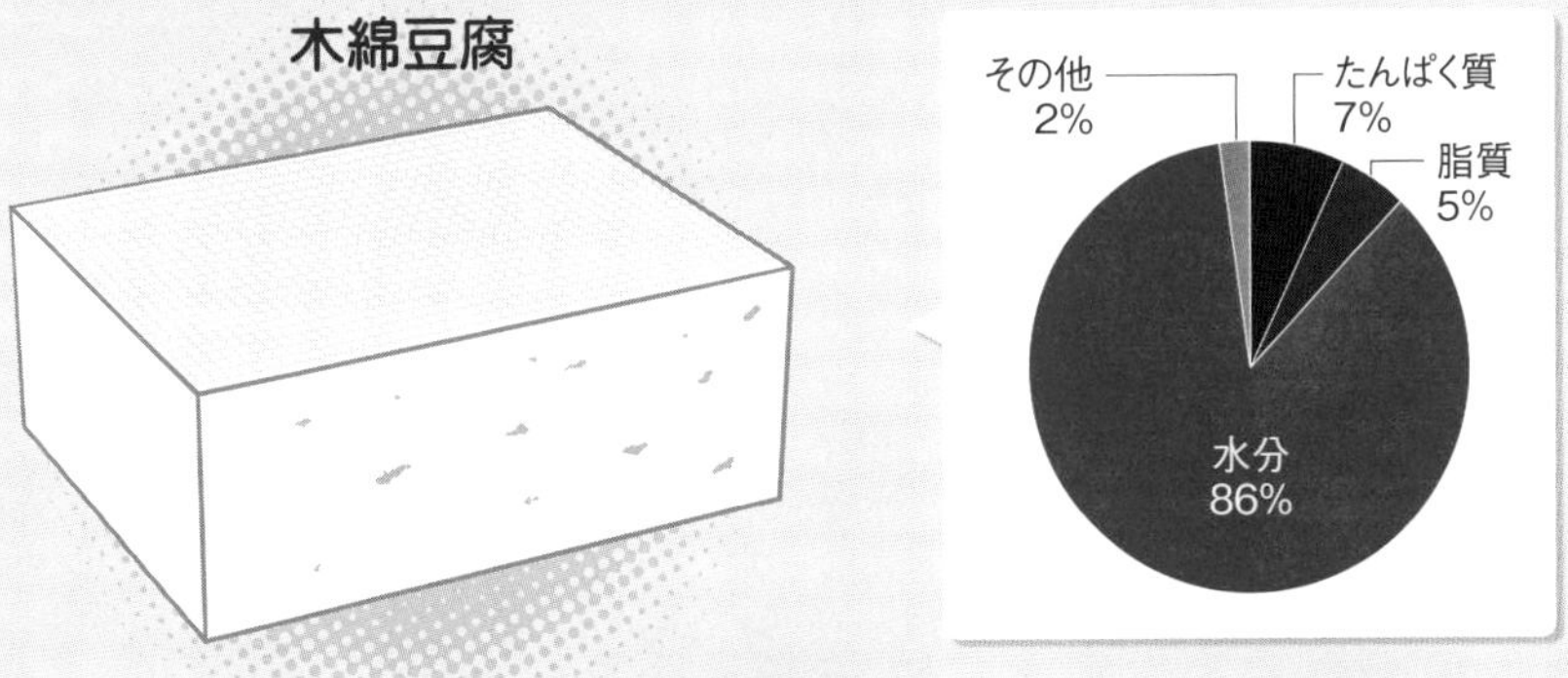

栄養素を凝縮！

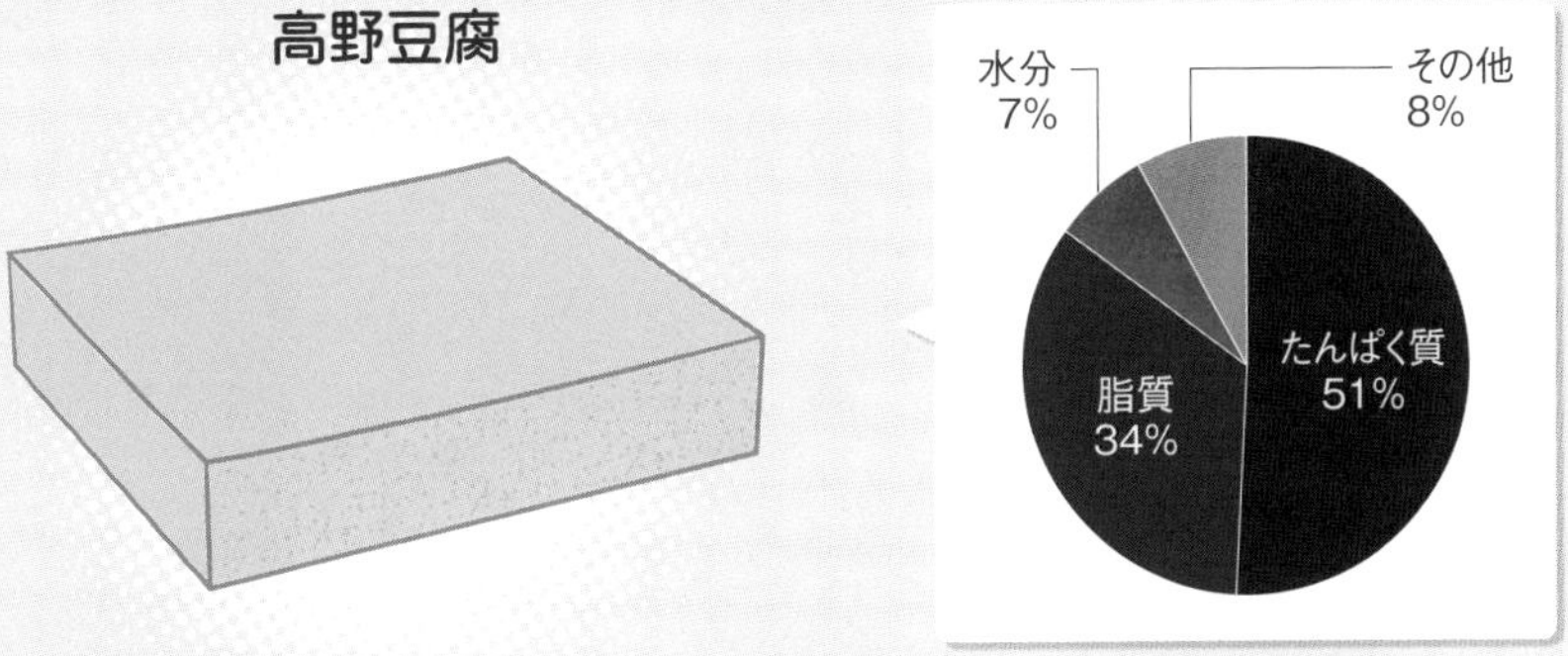

出典：文部科学省「日本食品標準成分表（八訂）増補2023年」をもとに作成

木綿豆腐と比べるとたんぱく質が約7倍！

凍結、熟成、乾燥といった工程でつくられる高野豆腐。様々な栄養成分がギュッと詰まっており、木綿豆腐の約7倍ものたんぱく質が含まれています。

高野豆腐の「大豆β《ベータ》-コングリシニン」が内臓脂肪を落とす！

「やせホルモン」アディポネクチンも活躍

　高野豆腐が内臓脂肪の減少に有効なのは、たんぱく質の含有量が豊富なことだけではありません。**高野豆腐の成分のひとつ「大豆β《ベータ》-コングリシニン」は、中性脂肪を減らして内臓脂肪の低減に作用する**とされており、実験による人体への効果も明らかになっています。

　そんな大豆β-コングリシニンですが、内臓脂肪が減って生じる副次的な働きでも注目されています。それは、「アディポネクチン」というホルモンの分泌を増やすこと。**アディポネクチンは別名「やせホルモン」とも呼ばれ、脂肪燃焼を促進し、脂肪の蓄積を防ぐ働き**を持っています。このホルモンは、主に内臓脂肪の脂肪細胞から分泌されますが、内臓脂肪が増えると分泌量が減ってしまうため、内臓脂肪の増加を抑えることが分泌量の安定や増加に繋がるのです。

　高野豆腐を食べることで大豆β-コングリシニンが内臓脂肪を減らしてくれれば、アディポネクチンの分泌を増やす結果にもなり、ダブルの効果でやせやすくなります。

　さらに、アディポネクチンには心臓病や高血圧、糖尿病をはじめとする生活習慣病のリスクを減らす作用もあるため、「長寿ホルモン」といわれることも。青魚やシークワーサー、アマニ油などに、アディポネクチンを増やす成分が含まれているので、積極的にとり入れましょう。

大豆β-コングリシニンのすごい効果

大豆β-コングリシニンには、内臓脂肪を減らす作用と同時に、「やせホルモン」と呼ばれるアディポネクチンの分泌を促す効果があります。

大豆β-コングリシニンが内臓脂肪を減らす!

内臓脂肪量の変化

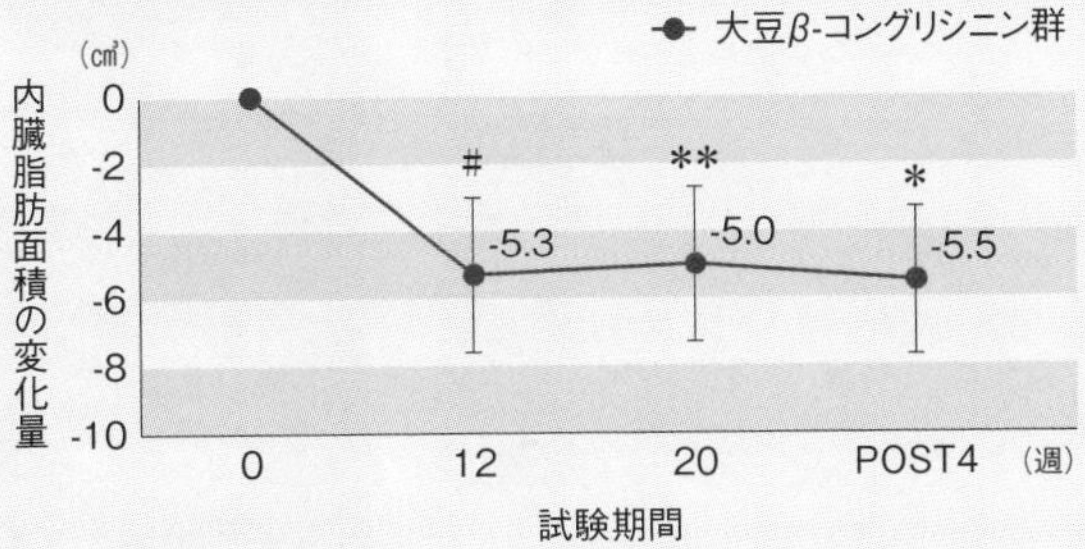

*、**2群間で有意差
*、p<0.05; **、p<0.01

#0.1%危険率で低下の傾向
#、p<0.1

出典:Kohno M. et al, Journal of Atherosclerosis and Thrombosis,13(5),247-255,2006より作成、一部改変

高野豆腐を食べると内臓脂肪量に変化が

高野豆腐から大豆β-コングリシニンを摂取すると、内臓脂肪が減り始め、12週目には摂取しない場合との有意な差が生まれることがわかります。

やせホルモン「アディポネクチン」が増える

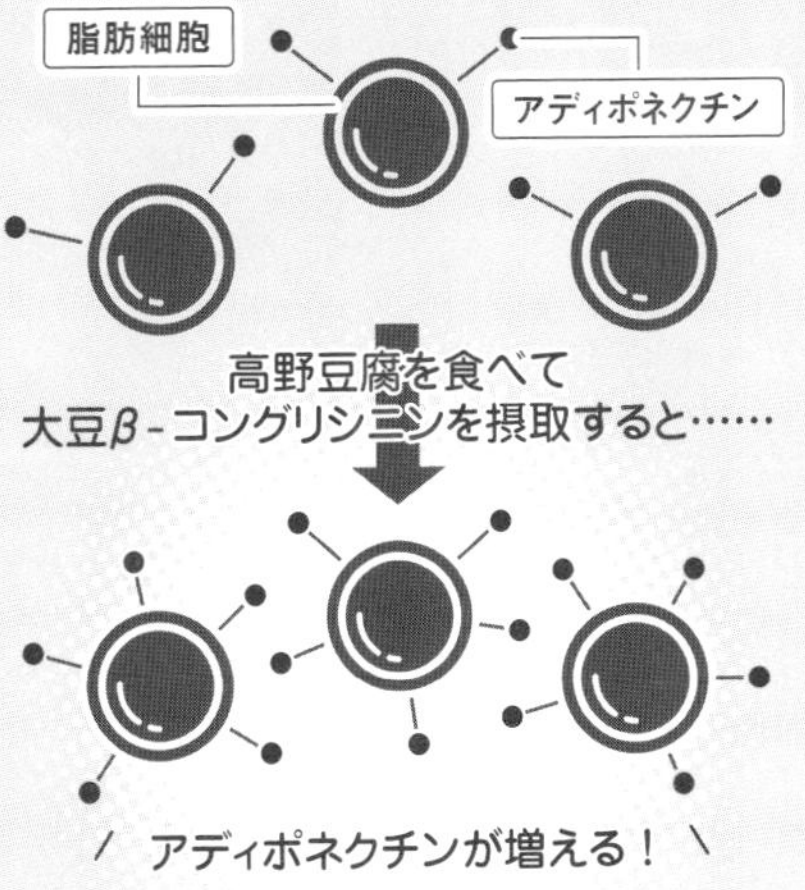

内臓脂肪が増えすぎると、脂肪細胞でアディポネクチンをつくる機能が低下し、やせホルモンが減って太りやすくなります。

大豆β-コングリシニンをとるだけで内臓脂肪が減り、アディポネクチンの分泌量が増えるのでやせやすくなります。

高野豆腐の「レジスタントタンパク」が太りにくい体にしてくれる！

血糖値やコレステロール値にも作用する

高野豆腐が内臓脂肪を減らす最強の食品である理由はまだあります。そのひとつが、成分として含まれる「レジスタントタンパク」です。この物質は、抵抗する、反抗するといった意味の「レジスタント」を名に冠するだけに、消化・吸収されにくいという風変わりな特徴を生かして長く体内にとどまり、様々なよい働きをしてくれます。

元々、レジスタントタンパクは大豆のたんぱく質に含まれるものですが、高野豆腐を製造する際の凍結や熟成などの工程が起因し、豊富に形成されるのです。含有量は原料である大豆のたんぱく質の1・5倍以上。高たんぱく食品として、高野豆腐の優秀さがここでもわかります。その主な働きは次のとおりです。

- 腸内で消化されにくいため、腸内の余分な脂質や油分を吸着して、体外へ排出してくれます。悪玉コレステロールの減少も期待できるので、肥満などの生活習慣病予防にも繋がります。
- 血糖値の急上昇を抑える成分としても作用。それによりインスリンの過剰分泌が抑えられ、糖質が中性脂肪に変わることを阻止。内臓脂肪蓄積の原因を断ちます（P.56参照）。
- 水溶性食物繊維に似た働きがあり、腸内の老廃物を体外に排出。腸内環境を整えて、たんぱく質をはじめとする栄養素を効率よく吸収できるようにしてくれます。

レジスタントタンパクのすごい効果

消化・吸収されにくい特徴を生かし、血糖値上昇の抑制、腸内のクリーニングなど、間接的に肥満を予防、解消する働きをしてくれます。

レジスタントタンパクの3つの働き

その1

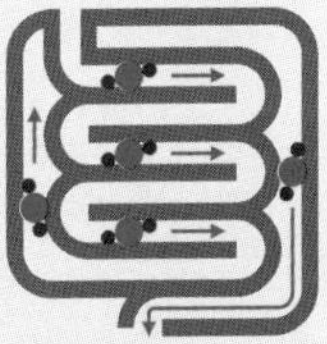

脂質や油分を排出

腸内の不要な脂質や油分を吸着して排出してくれます。

その2

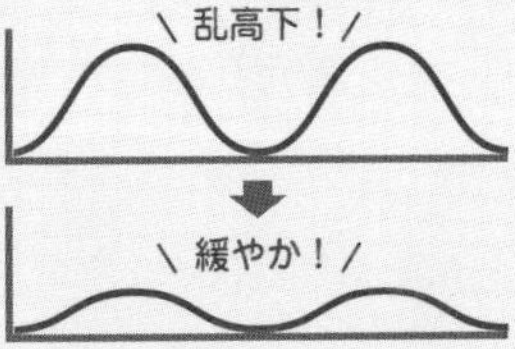

血糖値の急上昇を防止

血糖値の上昇を緩やかにし、中性脂肪の蓄積を抑制。

その3

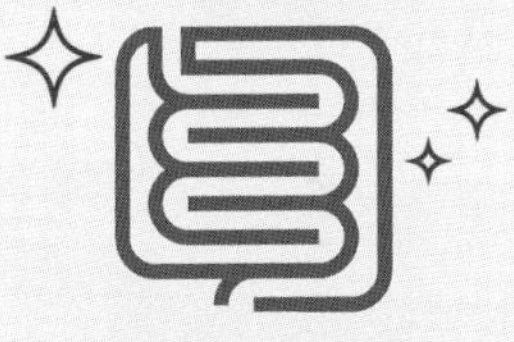

腸内環境を改善

デトックスの働きで腸内環境を改善してくれます。

レジスタントタンパクが圧倒的に多いのは高野豆腐

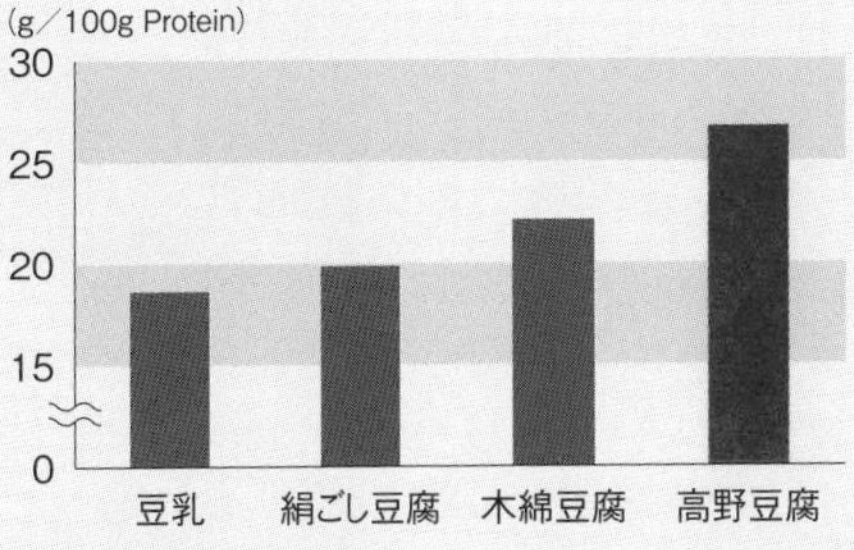

豆乳や豆腐よりも高野豆腐が高効率

内臓脂肪を減らすだけではなく、健やかな体を維持するためにも摂取したいレジスタントタンパク。無駄なくとるならだんぜん高野豆腐を選ぶべきです。左の表のように、その差は歴然。

出典：旭松食品株式会社Webサイト「こうや豆腐の最新健康機能性研究紹介」より作成、一部改変

コレステロールの数値も改善してくれる！

レジスタントタンパクには、血中のコレステロールを減らす作用があるとされ、動脈硬化や心筋梗塞の予防など、生活習慣病対策としても有効な成分です。

食物繊維も豊富で腸内環境も整う

腸のデトックスや排便促進の効果も

スーパーフード高野豆腐は、**食物繊維の豊かさも特徴といえます**。食物繊維は、胃や小腸などで消化・吸収されずに、そのまま大腸まで届けられる栄養素。腸を整える働きから、3大栄養素、ビタミン、ミネラルに次ぐ「第6の栄養素」と呼ばれています。

とり込まれた食物繊維は、**腸内の腐敗物や有毒物質、余分な脂肪や糖などを体外へ排出したり、腸内細菌のエサとなって善玉菌を増やしたり**と、腸内環境を整えるために働いてくれます。なお、食物繊維には不溶性、水溶性の2種類があり、高野豆腐は不溶性食物繊維が特に豊富。水に溶けずに水分を吸収しながら数倍～数十倍に膨らむ性質上、**胃や腸の中で膨張して内側の壁を刺激し、排便を促す作用**もあります。

食物繊維の様々な働きで腸内が整えば、たんぱく質をはじめとした栄養の吸収もよくなり、それが筋肉の増量から基礎代謝量の向上、脂肪蓄積の抑制へと繋がるわけです。

また、腸内環境の改善で善玉菌が増えると、善玉菌が生み出す短鎖《たんさ》脂肪酸を増やすことになります。短鎖脂肪酸には脂肪の吸収を抑える上、脂肪を積極的に消費する働きが。このため、腸内に短鎖脂肪酸が多い人は、そうでない人と比べて、同じ食生活をしても太りにくいという研究報告があります。これも食物繊維の有効性のひとつです。

高野豆腐で腸内環境を整えよう！

高野豆腐に含まれる食物繊維が腸内のデトックスをしたり、善玉菌を増やしたりして、腸内環境を健やかに。健康を維持するための多くの機能の向上に繋がります。

食物繊維の3つの働き

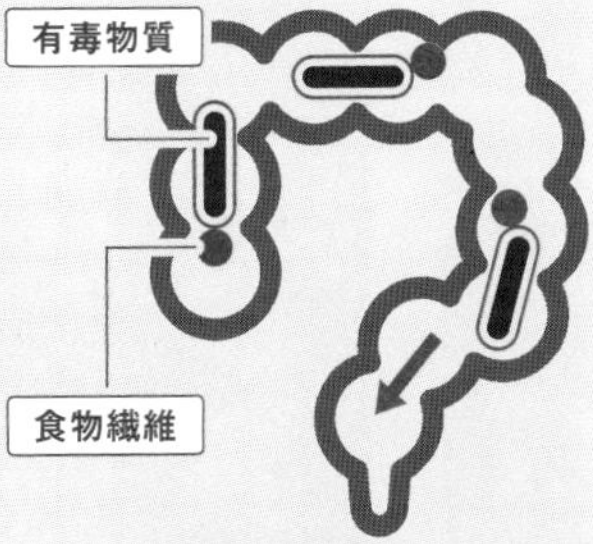

腐敗物や有毒物質などをデトックス

食物繊維には腸内の有毒物質などを排出するデトックスのような働きがあります。また、不溶性食物繊維には排便を促す働きも。

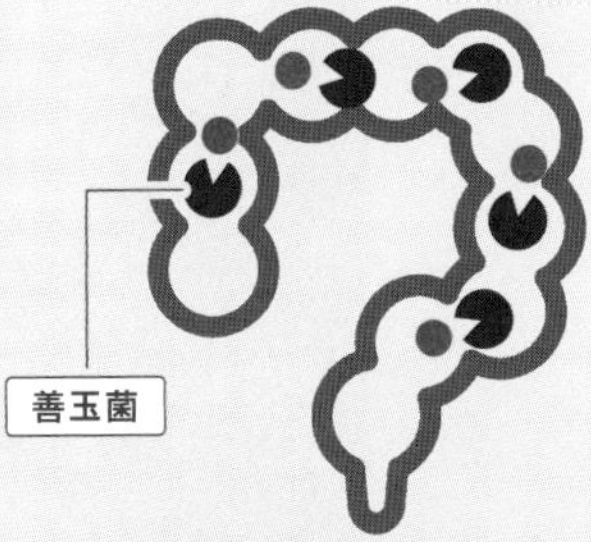

善玉菌のエサになる

善玉菌が食物繊維をエサにして仲間を増やすことで、短鎖脂肪酸が増えるなど、腸内環境がより良好に保たれます。

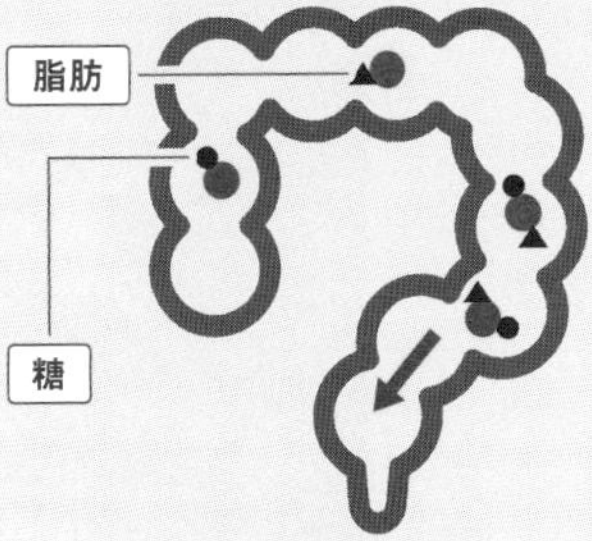

脂肪や糖を吸収して排出する

食物繊維が腸内の余分な脂肪や糖、ナトリウムなどを吸収。からめとるようにして、便とともに体外へ排出してくれます。

腸内環境が整うと、たんぱく質の吸収力&基礎代謝量がアップ

高野豆腐はどんな料理にも使える優秀すぎる万能食品

料理に合った形状でおいしく、食べやすく

高野豆腐は煮物や和え物などに欠かせない食材として、古くより日本人に親しまれてきました。和食のイメージが強いですが、実は**洋食や中華、エスニック料理との相性も抜群**。味にクセがないため、合わせる食材や味つけを選びません。つまり、**「どんな料理にも使いやすい」万能食品**といえるのではないでしょうか。

調理の際もメニューによって形状を変えれば、味はもちろん、色々な食感も楽しめます。サイコロ状にして炒め物や煮物に、薄切りならみそ汁や鍋、細切りは和え物や炊き込みごはんにおすすめ。すりおろして粉状にしたものは、小麦粉と混ぜてお好み焼きの生地、またはハンバーグのつなぎとしても重宝します。

最近は、昔ながらの1枚サイズのものだけではなく、調理用途に合わせて使い分けができるよう、様々な形状に加工された高野豆腐も売られています。

高野豆腐は食材として使うための下準備もいたってシンプル。ぬるま湯や水で戻す、あるいは電子レンジで戻す際には、中の芯がなくなるまで戻した後、軽く押しながら絞って水気を切るだけ。料理によっては、そのままでも使えます。**手間がかかることもなければ、料理が苦手な人でも簡単に扱うことができ、仕事や家事などで忙しいときの、時短料理にもぴったりな食材**なのです。

実はどんな料理にも使えてとっても便利！

高野豆腐の淡白な味わいは、洋食や中華などあらゆる料理と好相性。メニューによって形状を変えれば、食感のバリエーションも楽しめます。

高野豆腐の形状の種類

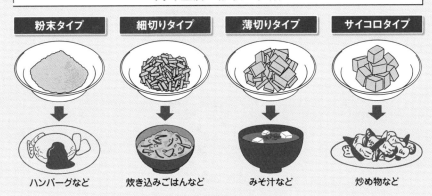

粉末タイプ　細切りタイプ　薄切りタイプ　サイコロタイプ

ハンバーグなど　炊き込みごはんなど　みそ汁など　炒め物など

高野豆腐の戻し方

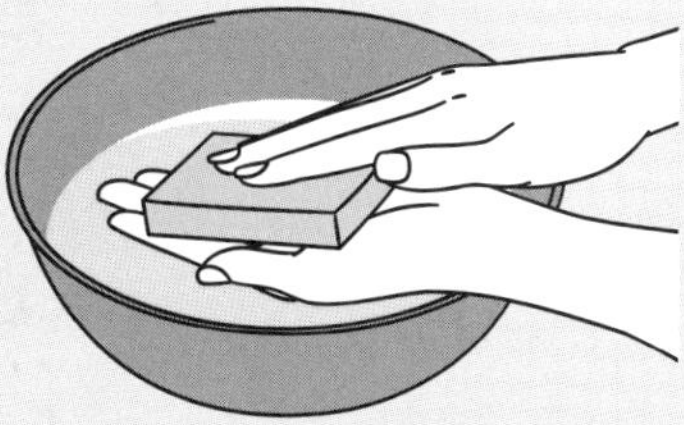

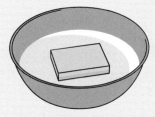

1. 高野豆腐を50℃ほどのお湯に浸します。メーカーによっては水で戻す商品もあります。

2. 中の芯がなくなるまで戻したら手のひらにのせ、軽く押しながら絞って水気を切ります。

電子レンジで戻す場合

高野豆腐を3分間水に浸した後、水からとり出し、ラップをかけて500wで2分間加熱。

戻した高野豆腐の保存法

しっかりと水気を切り、ジッパーつきの保存袋へ。冷蔵なら3日、冷凍では約1カ月保存できます。

「内臓脂肪燃焼　万能ふりかけ」！

ふりかけで実感してください。かけるだけで、味のアクセントにもなります。

「内臓脂肪燃焼 万能ふりかけ」の材料

＼　約1週間分がつくれる！　／

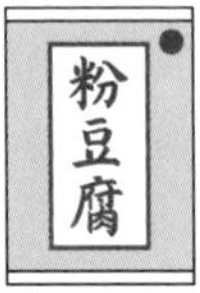

粉豆腐（高野豆腐パウダー）

70g

様々な料理にアレンジしやすいパウダー状の高野豆腐。栄養成分はそのままです。

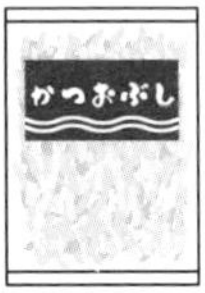

かつお節

15g

うま味成分であるイノシン酸のだし効果が、色々な料理との相性をよくします。

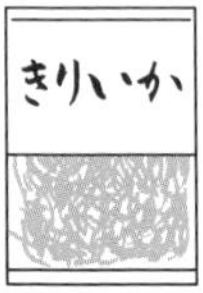

切りいか

15g

いかは低カロリー、低脂肪、高たんぱく。豊富なうま味成分により、味を引き立てます。

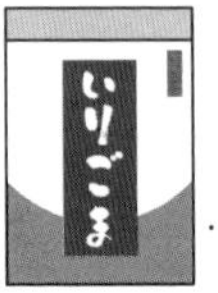

いりごま

大さじ**1**

ごまは3大栄養素をバランスよく含む栄養価の高い食材。味のアクセントにもなります。

青のり

大さじ**1**

香りづけや彩りだけでなく、ビタミンB_2やビタミンB_{12}も含まれています。

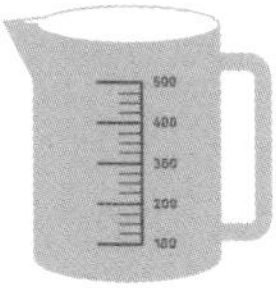

水

200ml

水を加えることで各食材のうま味が引き出され、ふりかけの味わいを深くします。

粉豆腐が手に入らない場合は高野豆腐をすりおろしてもOK

粉豆腐は高野豆腐をパウダー状にしたもの。手に入らないときは、ミキサーやおろし金で高野豆腐をパウダー状にして代用できます。

おろし金やおろし器

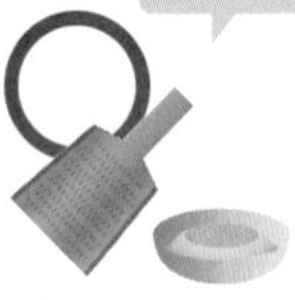

／簡単にすりおろせる！＼

フードプロセッサー

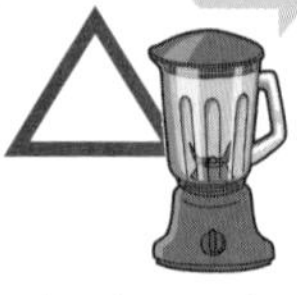

／刃が傷むことがあるので注意！＼

たんぱく質を手軽にプラス！

高野豆腐でつくる

ここまで紹介した高野豆腐の「やせる効果」を、手軽にとり入れられる

「内臓脂肪燃焼 万能ふりかけ」のつくり方

塩や調味料を使わなくても、かつお節と切りいかでとっただしを粉豆腐に吸わせることで、うま味たっぷりのふりかけになります。

つくり方 1

フライパンにかつお節、キッチンバサミで1cmほどにカットした切りいか、水を入れる。**軽く全体を混ぜてから、弱めの中火にかける。**

つくり方 2

表面が白っぽくなり、ふつふつとしてきたら（目安は2〜3分）、粉豆腐といりごまを入れ、**水分を吸わせるようにして混ぜ合わせる。**

つくり方 3

焦げないように混ぜながら5分ほど加熱。**塊がなくなり、全体的にサラサラしてきたら**火を止める。青のりを加えて混ぜ合わせたら完成。

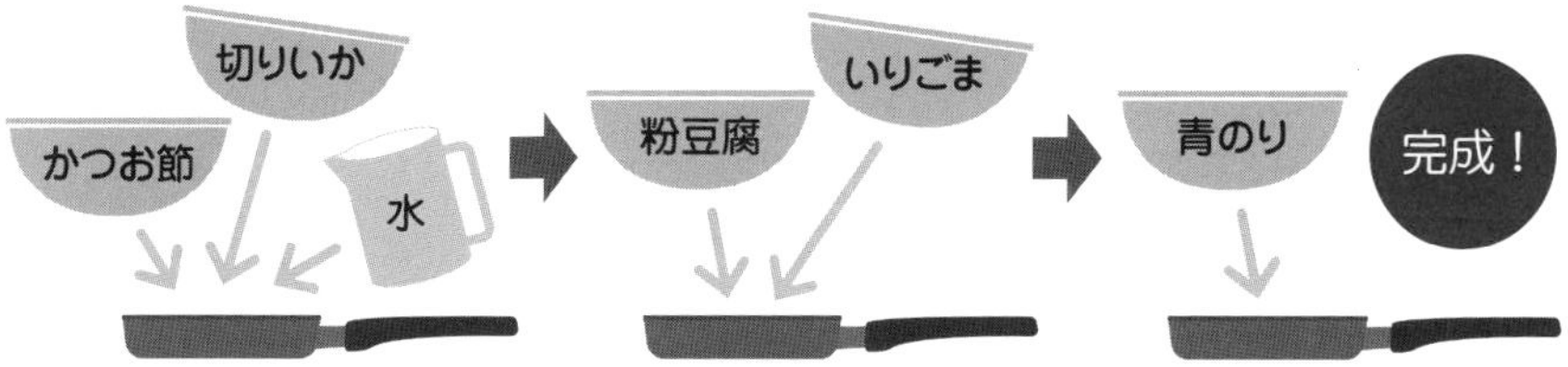

1日大さじ5杯を目安に食べよう

	1日分（大さじ5杯分）	大さじ1杯（約6g）
たんぱく質	8.5g	1.7g
脂質	4.2g	0.84g
炭水化物	0.8g	0.16g
糖質	0.3g	0.06g
食塩相当量	0.2g	0.04g
エネルギー	71kcal	14.2kcal

大さじ5杯で卵1個分以上のたんぱく質がとれる！

1日大さじ5杯で、約8.5gのたんぱく質を摂取することになります。これは卵（Mサイズ）1個分以上に相当します。

高たんぱくな食事に変身！

んぱくな料理に。好みの調味料を加えてアレンジしてもおいしくいただけます。

「内臓脂肪燃焼 万能ふりかけ」のおいしい食べ方

和洋中、どんな料理にも合わせやすく、味のアクセントとしても楽しめるはずです。色々試して好きなマッチングを見つけてください。

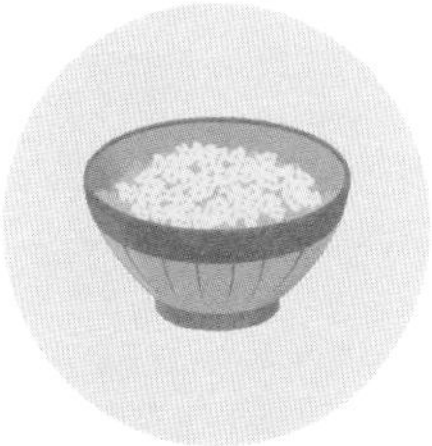

ごはんにかけて

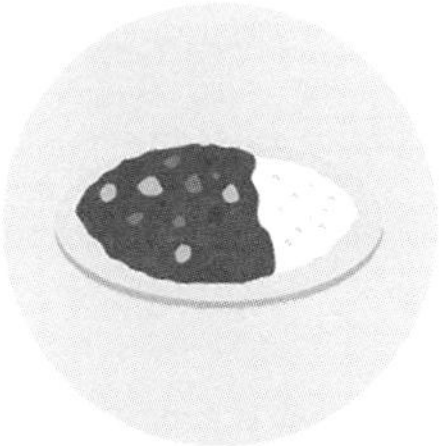

カレーに加えて

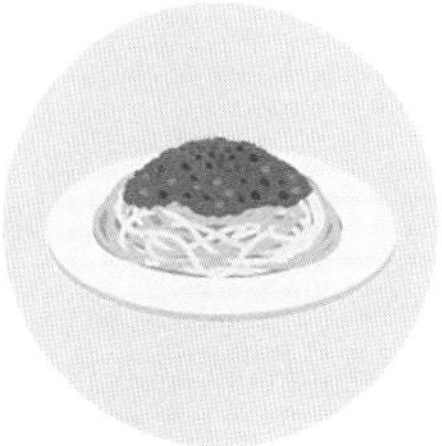

パスタソースにプラス

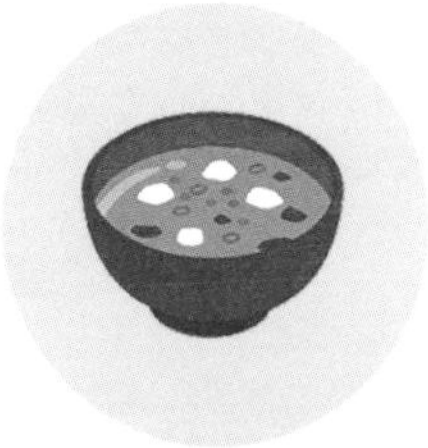

みそ汁に加えて

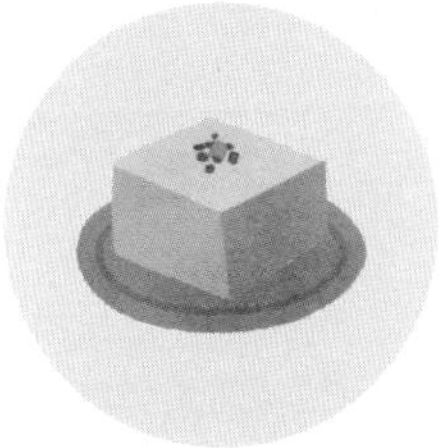

冷奴にのせて

サラダ・おひたしに加えて

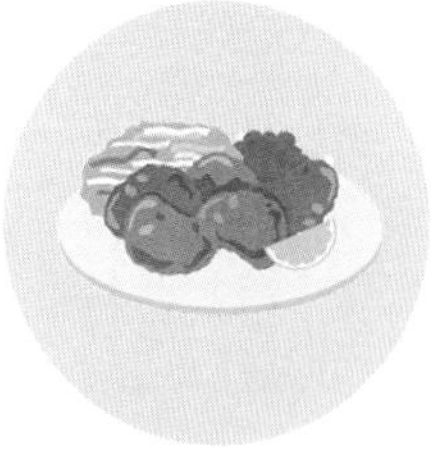

から揚げにまぶして

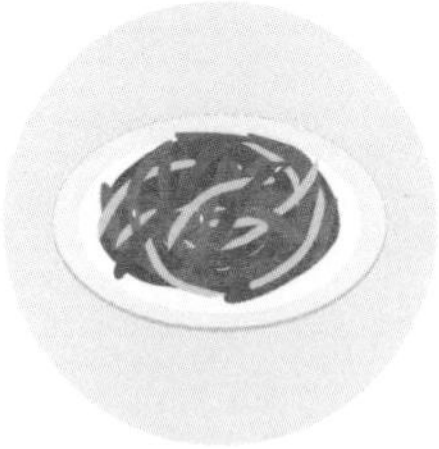

野菜炒めに加えて

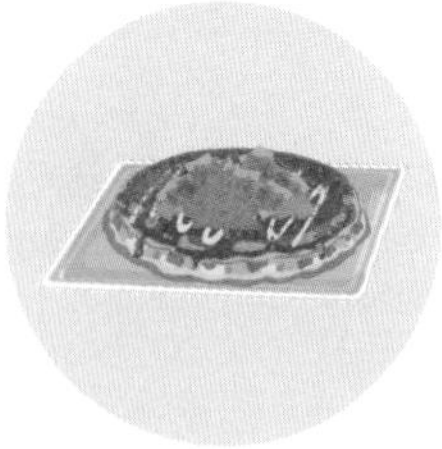

お好み焼きの生地に入れて

など

／　好きな食べ方を見つけて毎日おいしく続けよう！　＼

おいしいから続く！

かけるだけで

いつものメニューに「内臓脂肪燃焼 万能ふりかけ」をかけるだけで高た

「内臓脂肪燃焼 万能ふりかけ」おすすめちょい足しアレンジ

ふりかけをそのままかけるだけではなく、ときには「味変《あじへん》」を楽しみましょう。好きな調味料や香辛料を加えてアレンジすれば食べ飽きません。

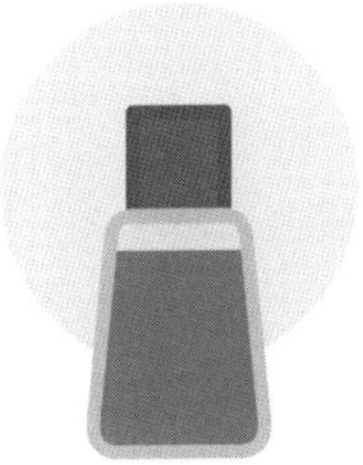

さんしょう

さんしょうの香りが際立てば、和風テイストが楽しめます。

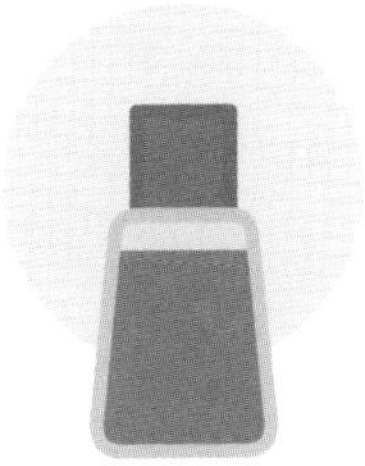

一味

味にパンチを持たせたいなら、一味でアレンジしてみては。

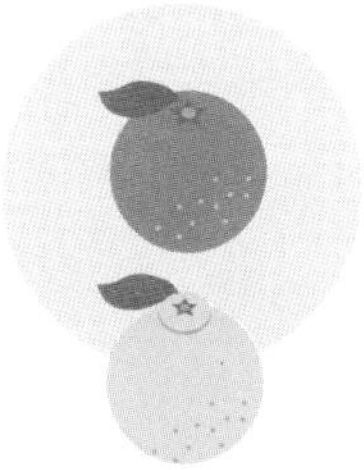

柑橘類

ゆずやかぼすを加えて、さわやかな香味と酸味の味わいにアレンジ。

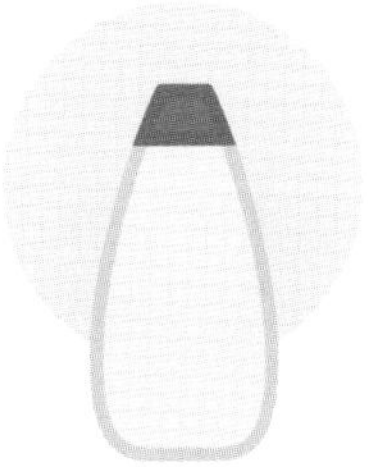

マヨネーズ

サラダやお好み焼きなど、マヨネーズの出番に加えるのもおすすめ。

「内臓脂肪燃焼 万能ふりかけ」の保存期間

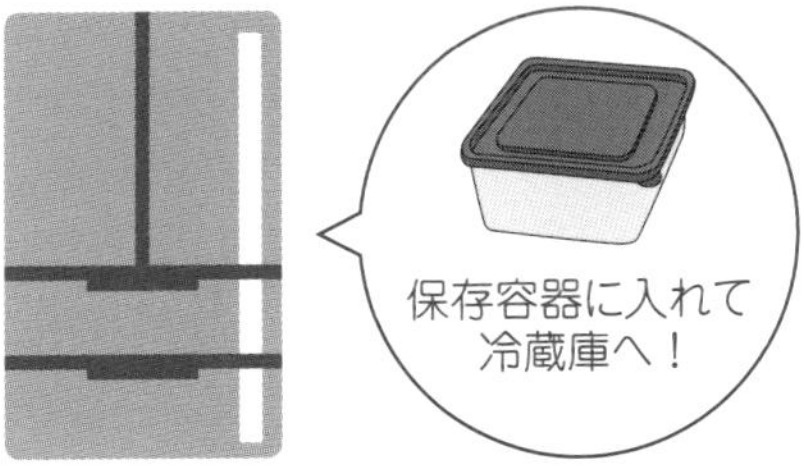

7日間で食べ切ろう！

比較的日持ちのよい食材を材料としていますが、風味や味を保つためにも、保存期間の目安は冷蔵で約1週間となります。また、直箸《じかばし》は、細菌が繁殖して傷む原因になるので避けましょう。

ふりかけの保存は、保存容器やジッパーつきの袋などに入れて冷蔵庫で。持ち歩くような場合は、小袋などに入れ替えて保冷剤を添えれば理想的です。

「内臓脂肪燃焼 万能ふりかけ」をおかゆにかけて食べよう！

おかゆは理想的なダイエットメニュー

「内臓脂肪燃焼 万能ふりかけ」の効果を最高に発揮させる食事法としておすすめしたいのは、**おかゆにふりかけをトッピング**することです。

おかゆがいきなり登場して驚いたかもしれませんが、消化・吸収がよく、胃腸への負担が少ないおかゆは、実は優れたダイエットフード。固形の食べ物よりも短い時間で胃や小腸を通過し、豊富な水分で大腸内を掃除します。**この腸内環境を整える働きが代謝を向上させ、内臓脂肪をためにくい体にしてくれるのです。**

おかゆの有効性を引き出すには、時間にとらわれず「お腹が空いたら食べる」ようにすること。強い空腹感をつくらないことで血糖値の乱高下を抑え、エネルギーを体内にためないようにするためです。食べすぎを心配するかもしれませんが、1食の目安は「五分がゆ」をお茶碗1杯（約250g、約90kcal）。これなら1日に6～7回食べても太りません。ただし、おかゆがメインの食事期間は最長でも2週間までにすること。それ以上続けると、現状を維持しようとする体の防衛本能が働き、体重が落ちにくくなります。

太りにくい体をつくる「おかゆ」と、最強の高たんぱく食品「内臓脂肪燃焼 万能ふりかけ」。2つの組み合わせで食事の量を半分にする方法（P.42参照）を実践すれば、内臓脂肪を減らす食事として完璧なものとなるはずです。

おかゆを食べるときのルール

食べ物の消化・吸収から排泄までの流れを早め、腸内を整えるおかゆは、太らない体づくりに最適。以下の3つの点を意識して食べてください。

ルール 1

お腹が空いたら すぐに食べる

お腹が空いたらすぐにおかゆを食べ、血糖値が下がりすぎるのを防ぎましょう。

ルール 2

1日6～7回 食べてもOK

1食に五分がゆを茶碗1杯（約250g）が目安。1日6～7回食べても太りません。

ルール 3

続ける場合は 2週間限定

おかゆを主食とした食事は2週間まで。それ以降は体が変化を拒み効果が出ません。

「内臓脂肪燃焼 万能ふりかけ」をたっぷりかけよう！

おかゆだけでは栄養が偏るため、「内臓脂肪燃焼 万能ふりかけ」で十分なたんぱく質を。たっぷりと大さじ5杯以上かけ、ほかのおかずも低脂肪、低カロリーで消化のよいものを選びましょう。

おかゆがもたらす優れた効果

おかゆが腸を整えて代謝が正常に機能すれば、脂肪の増加を抑えるだけではなく、美肌や免疫力アップなど、様々な効果をもたらしてくれます。

腸内環境の改善

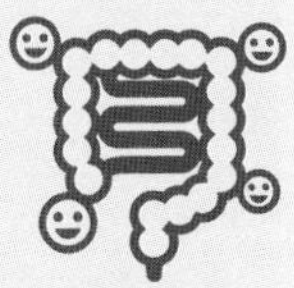

水分を多く含んだおかゆが、大腸内の食べカスを洗い流します。

美肌効果

腸が快調なら、体調不良のあらわれやすい肌もきれいに。

免疫力アップ

免疫細胞が集中する腸内の環境がよければ免疫力も向上します。

水分が多いから少量で満腹感を得やすい！

おかゆは水分でごはんを何倍にもふやかしたもの。そのため少ない量で満腹感が得やすく、食べすぎを防いでくれます。たっぷりの水分で糖質やカロリーが抑えられ、胃もたれすることもありません。

やせるだけじゃない！高野豆腐のすごい健康効果

美肌効果にがんや認知症の予防まで

この章では、高野豆腐の優秀さを紹介しました。しかし、高野豆腐が栄養価の高さを誇っているのは、たんぱく質以外にも多くの栄養素をバランスよく含んでいるからです。

カルシウムやマグネシウム、鉄や亜鉛といったミネラル類もそのうちのひとつ。なかでも高野豆腐には、木綿豆腐の約5倍の鉄分が含まれています。**鉄は酸素を全身の細胞に届けるため、とることで肌の代謝が促され、ハリやツヤのある美肌がつくられます**。また、よく知られたように、鉄は貧血予防にも欠かせません。ほかにも、牛乳よりも多く含まれる**カルシウムは、骨粗しょう症の予防に重要な役割を果たしてくれます**。

大豆由来の高野豆腐には、**大豆イソフラボンが豊富**です。女性ホルモンのエストロゲンに似た作用を持っており、摂取することで**更年期障害の症状を予防・改善できる**といわれています。さらに、**大豆イソフラボンには強力な抗酸化作用がある**ため、ストレスなどで生じた活性酸素を除去してがんを予防したり、老化の進行を遅らせたりする効果も期待できます。

そして、高野豆腐の栄養効果は脳の活性化にも及び、レシチンという成分が神経伝達をスムーズにすることで、認知症や記憶力の向上効果が期待できるとされています。まさにスーパーフードと呼ぶにふさわしい食品なのです。

高野豆腐は食べるだけで健康になるスーパーフード

豊富なミネラル類のほか、更年期障害を軽減する大豆イソフラボン、脳を活性させるレシチンなど、様々な栄養素が凝縮されています。

美肌をつくる

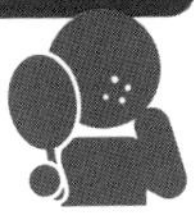

肌の代謝を促進してハリやツヤを維持する鉄分のほか、活性酸素を除去する酵素の働きを助け、肌の衰えを抑えてくれる亜鉛も高野豆腐には多く含まれています。

貧血を予防・改善する

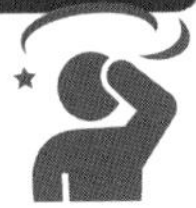

貧血は血液中に含まれるヘモグロビンの減少が主な原因。高野豆腐にはヘモグロビンの材料のひとつである鉄分が豊富なため、貧血の予防や症状改善にも貢献します。

骨粗しょう症を防ぐ

日本に1000万人以上の患者がいるとされる骨粗しょう症。予防対策のひとつは、丈夫な骨をつくるカルシウムの摂取です。高野豆腐は牛乳をしのぐ量のカルシウムを含みます。

更年期障害を改善する

女性ホルモンの減少が、体や精神の不調を招く更年期障害。高野豆腐に含まれる大豆イソフラボンは、女性ホルモンに似た働きをするため、つらい症状を軽減できます。

がんのリスクを軽減する

体内で発生する活性酸素が細胞を傷つけ、がん、糖尿病、老化などの原因となります。大豆イソフラボンが、抗酸化物質としての働きで活性酸素を除去してくれます。

認知症を予防する

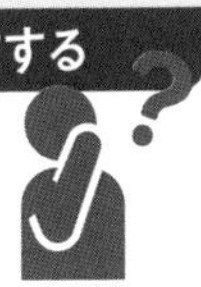

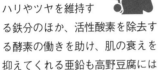

高野豆腐に含まれるレシチンは、リン脂質と呼ばれる脂質の一種。脳の栄養素といわれるほど、脳の働きになくてはならないもので、認知症の予防や改善にも関わります。

Column

医療機関が行うダイエットとは?

美容整形外科などの医療機関で、脂肪対策をはじめとするダイエットにとり組む人は以前から一定数いました。どのようなことが行われているのか、代表的なものをいくつか紹介します。

よく知られたものといえば**「脂肪吸引」**。どうしても落ちにくい下腹部や二の腕などの脂肪を、機械を使って吸い出して減らす方法です。体型を整えることができますが、施術に痛みを伴う、料金が高いなどのデメリットもあります。

部分やせが目的の**「脂肪溶解注射」**もあります。やせたい部位に注射を打ち、脂肪細胞の数を減らすものです。施術を繰り返す必要がある、効果を実感できない場合がある、などの不満を耳にします。

満腹中枢に働きかけて食欲を抑え込む**「食欲抑制剤」**も普及してきました。内服薬や自己注射剤を用いるタイプがありますが、便秘や倦怠感といった副作用が出ることもあるので要注意です。

結果として、医療機関でのダイエットは費用と効果がはっきりしない場合があるのが欠点といえるでしょう。こうしたことからも、私は患者さんに大金もかからず副作用もない、自分で行う食事制限やランニング、自重トレーニングなどをすすめています。

第5章

5分からでOK!
内臓脂肪を
落とす運動習慣

鍛えるべきは広背筋《こうはいきん》だった!

上半身で最も大きく、長い筋肉を刺激する

本書でこれまで展開してきた「胃を小さくする」「たんぱく質の摂取を増やす」といった一連の内臓脂肪を落とす対策をより効果的にするため、この章では「運動による太りにくい体づくり」のノウハウを紹介したいと思います。

筋肉量を増やして基礎代謝量を上げることが、内臓脂肪の燃焼に繋がるのは今までお伝えしたとおりです。人体には大小６００を超える筋肉が存在し、そのなかでも大きな筋肉を鍛えて筋量や筋力を上げたほうが消費エネルギーも大きくなるので、運動としては効率的です。

ただ、筋トレなどでよくターゲットにされるのは太もも（大腿四頭筋《だいたいしとうきん》）やお尻（大臀筋《だいでんきん》）といった下半身の筋肉ですが、**実のところ最も刺激してほしいのは、一般に背筋といわれる広背筋なのです。**下半身の筋肉は日常の動作や移動で使われることが多いものの、上半身はそれに比べて動きが少なく、**筋肉の細胞が活性されにくいため衰えやすい**といえます。**全身をまんべんなく使う意味でも、上半身で広範囲に位置する広背筋を鍛えましょう。**

そこで、私がおすすめしたいのが、「土田式８の字運動（Ｐ．１１０参照）」。広背筋に加え、腹《ふく》斜筋《しゃきん》という脇腹の筋肉も刺激できる優れものです。さらに、Ｐ．１１６からの5つのエクササイズと合わせて実践すれば、代謝がよく、内臓脂肪を燃焼しやすい体に変わっていきます。

広背筋は最も大きな筋肉のひとつ

筋肉量が増えると基礎代謝が上がるため、内臓脂肪を効率よく燃焼させることが可能に。広背筋を中心に大きな筋肉を鍛えれば、効果が上げられます。

正面

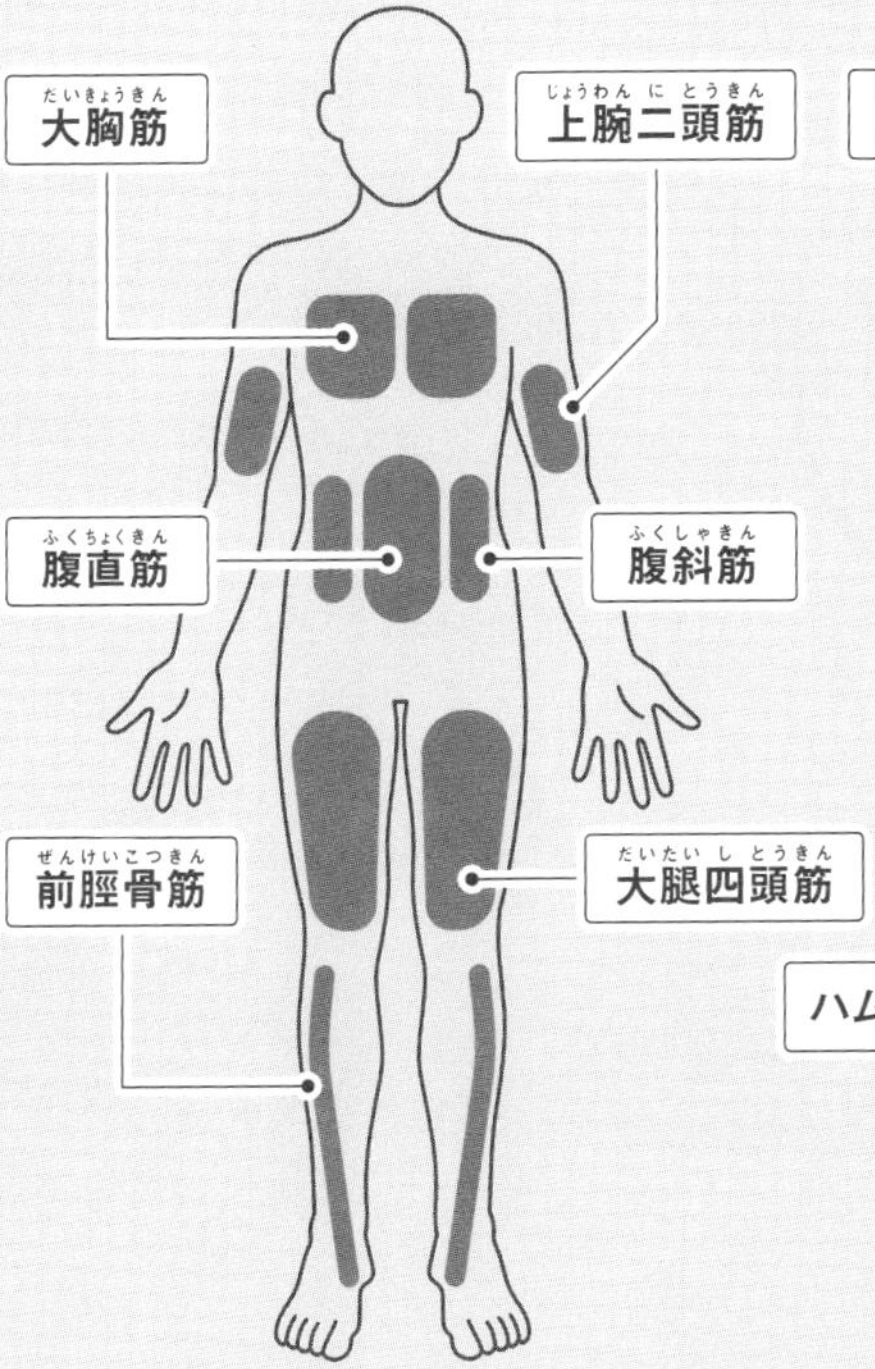

背筋

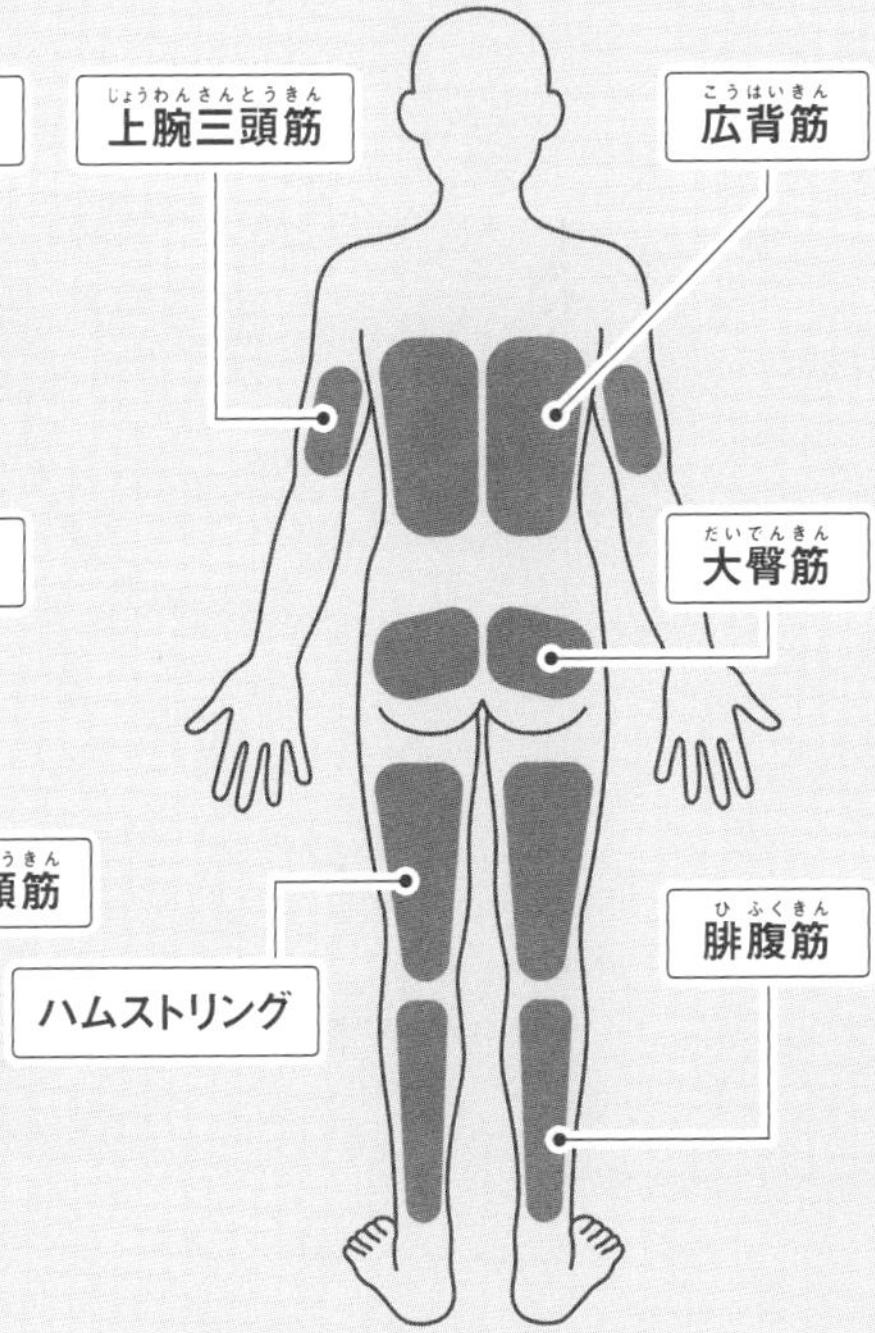

衰えやすい広背筋を中心に鍛えよう！

意識して動かさないと衰えやすいのが上半身の筋肉。下半身にも大きな筋肉がありますが、移動などで日常的に使われるため、上半身の筋肉と比べると衰えにくいのです。内臓脂肪を落とすならまずは、広背筋を中心に鍛えましょう。

土田式

8の字運動

1日
10秒×20回
3セット

体全体の筋肉をほぐすことができ、かつ筋トレにもなる運動です。簡単な動きですが、一つひとつの筋肉を意識しながらゆっくり行うことで、脚、背中、お腹まわりの筋肉を鍛えることができます。

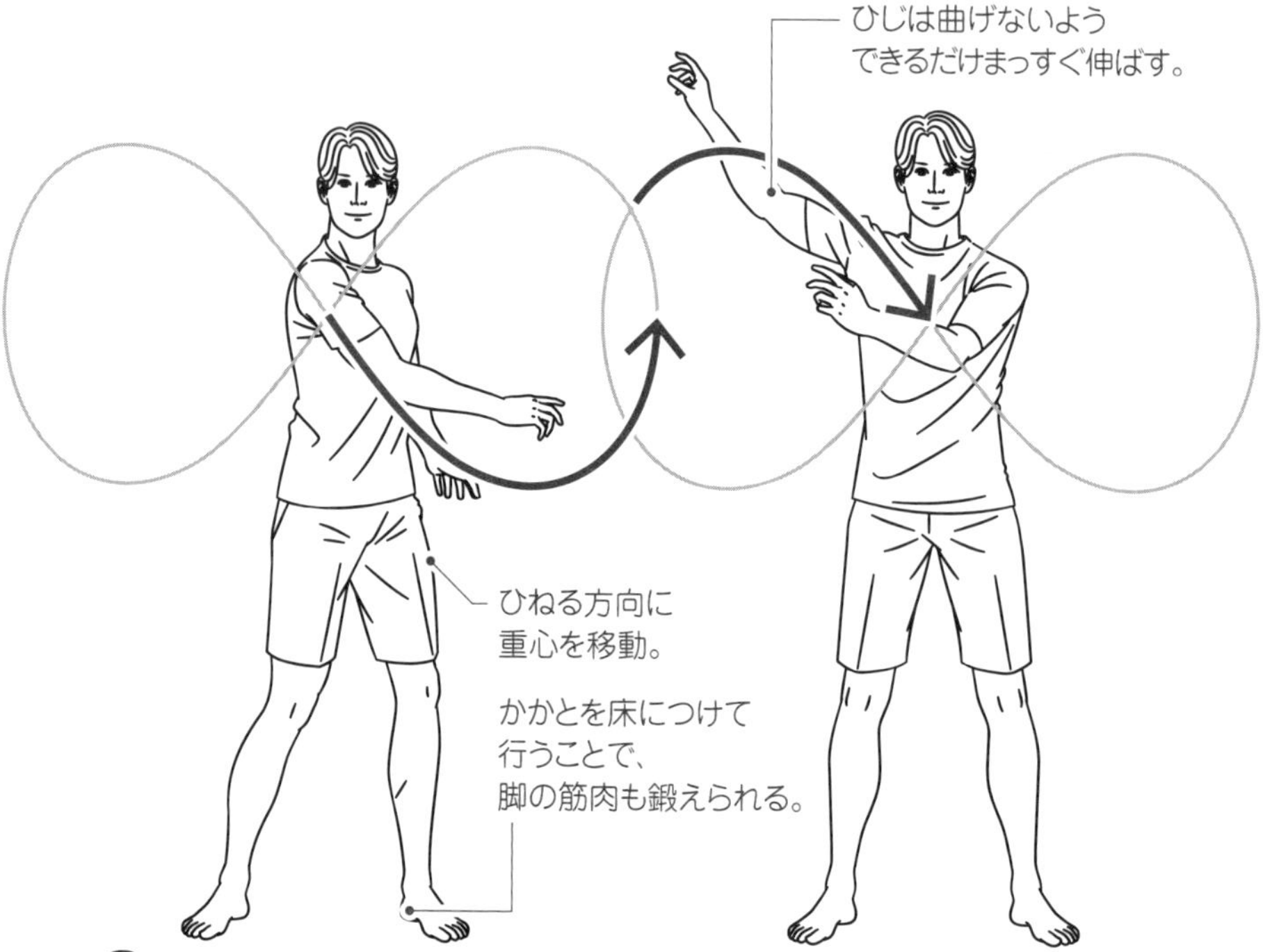
ひじは曲げないよう
できるだけまっすぐ伸ばす。
ひねる方向に
重心を移動。
かかとを床につけて
行うことで、
脚の筋肉も鍛えられる。

1

胸を張って、足は肩幅よりやや広めに開いて立つ。両手を右斜め上に振り上げ、体の前で大きく8の字を描くように振り下ろす。

2

顔は正面を向いたまま、両手が左斜め下の位置にくるくらいのタイミングで上半身を左へひねる。

これさえやればOK!

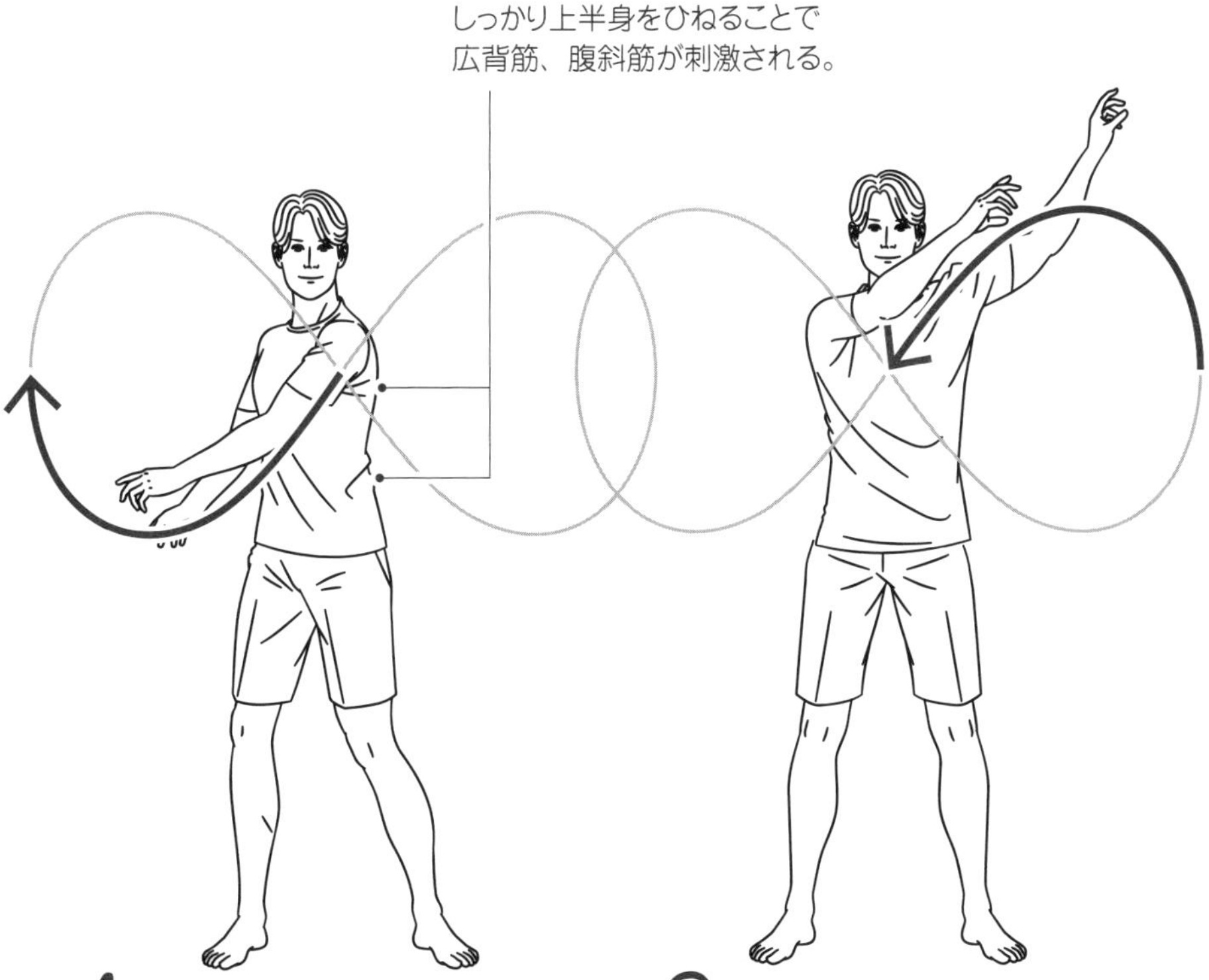
しっかり上半身をひねることで
広背筋、腹斜筋が刺激される。

3

両手は大きく8の字を描き続けながら、上半身をゆっくり正面に戻す。

4

顔は正面を向いたまま、両手が右斜め下の位置にくるときに上半身を右へひねる。1～4の動きを10秒かけてゆっくりと流れるように行い、これを20回繰り返す。

たんぱく質摂取×軽い運動で内臓脂肪の燃焼が加速

ダメージを受けた筋肉をたんぱく質が修復

本書では内臓脂肪がたまりにくい体づくりのため、たんぱく質をとる重要性を紹介してきましたが、合わせて軽い運動を行うと、内臓脂肪の燃焼が加速することがわかっています。

運動によって筋肉に負荷がかかると、筋肉を構成する繊維（筋線維）が切れ、壊れます。こういうと大変なことが起きたかに見えますが、実は軽い運動でも起きるごく当たり前の反応で、特に驚くようなことではありません。壊れた筋繊維を修復するのはたんぱく質の役目であり、この働きを「同化作用」と呼びます。

仕組みはいたって簡単。筋肉のちぎれた箇所にたんぱく質を補充し、新たな筋肉を合成することで筋肉は大きく、しかもしなやかで良質な組織になります。その際、新しいたんぱく質があればあるほど同化作用もスムーズに行われ、より多くの筋肉を合成してくれるのです。

筋肉の同化作用が活発になるのは、たんぱく質を摂取してから1～2時間後といわれています。つまり、その時間に合わせて運動をすれば、筋肉量や筋力をより向上させやすいということ。よりパワーアップした筋肉ができれば、代謝効率もよくなり、さらに脂肪の燃えやすい体になるのです。

なお、理由は後ほど解説しますが、運動はあくまで軽めでOK。P.116から紹介するエクササイズを参考にしてください。

運動をするとたんぱく質はどんな作用をするの?

運動で壊れた筋肉の線維を、たんぱく質が修復して新しい筋肉が合成されます。このサイクルを繰り返すたび、筋肉量や筋力が大きくなっていきます。

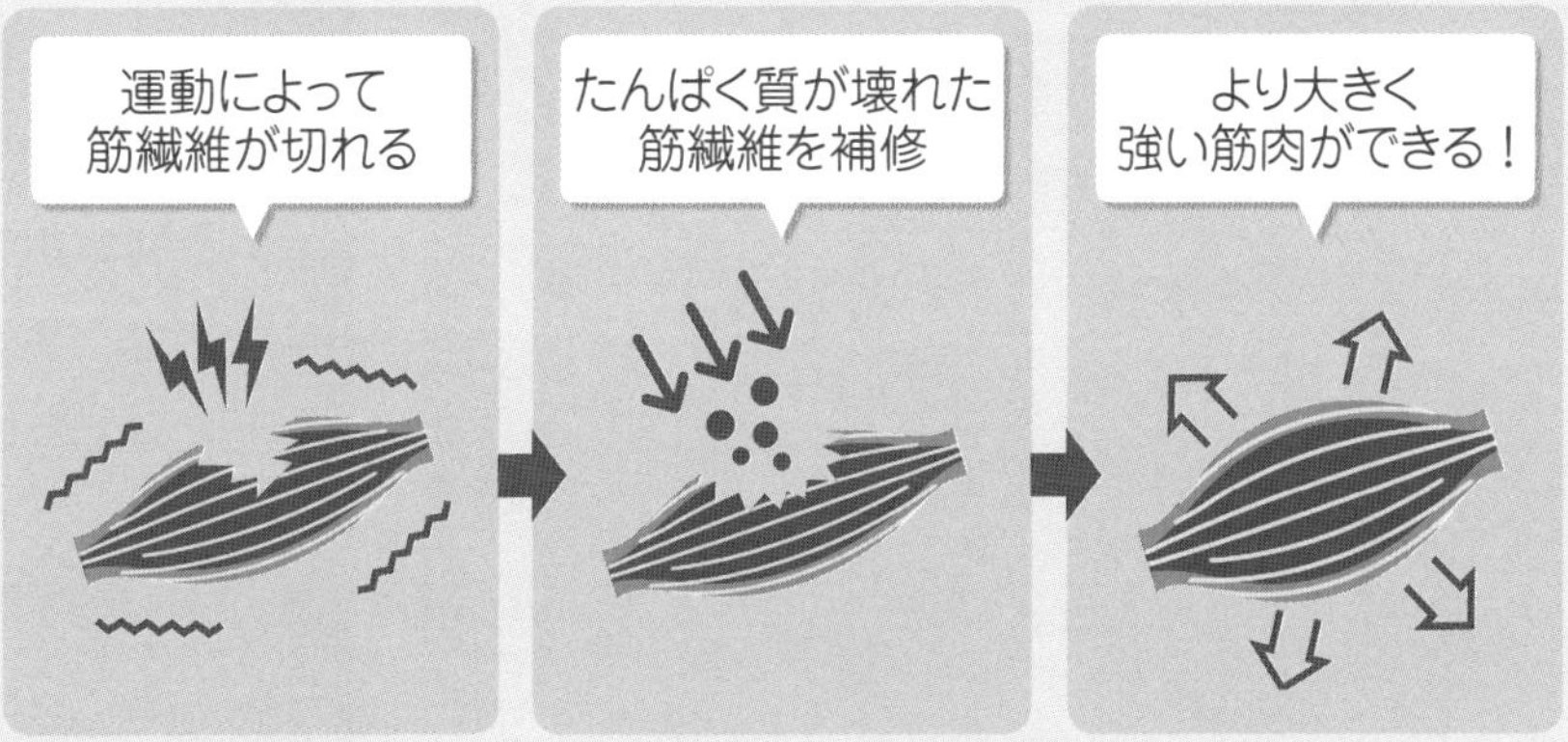
運動によって
筋繊維が切れる
たんぱく質が壊れた
筋繊維を補修
より大きく
強い筋肉ができる!

運動のタイミングは1〜2時間後がベスト!

筋肉の同化作用が盛んになるのは、たんぱく質をとって1〜2時間後。このタイミングで運動ができれば、よりパワフルで質の高い筋肉がつくれます。

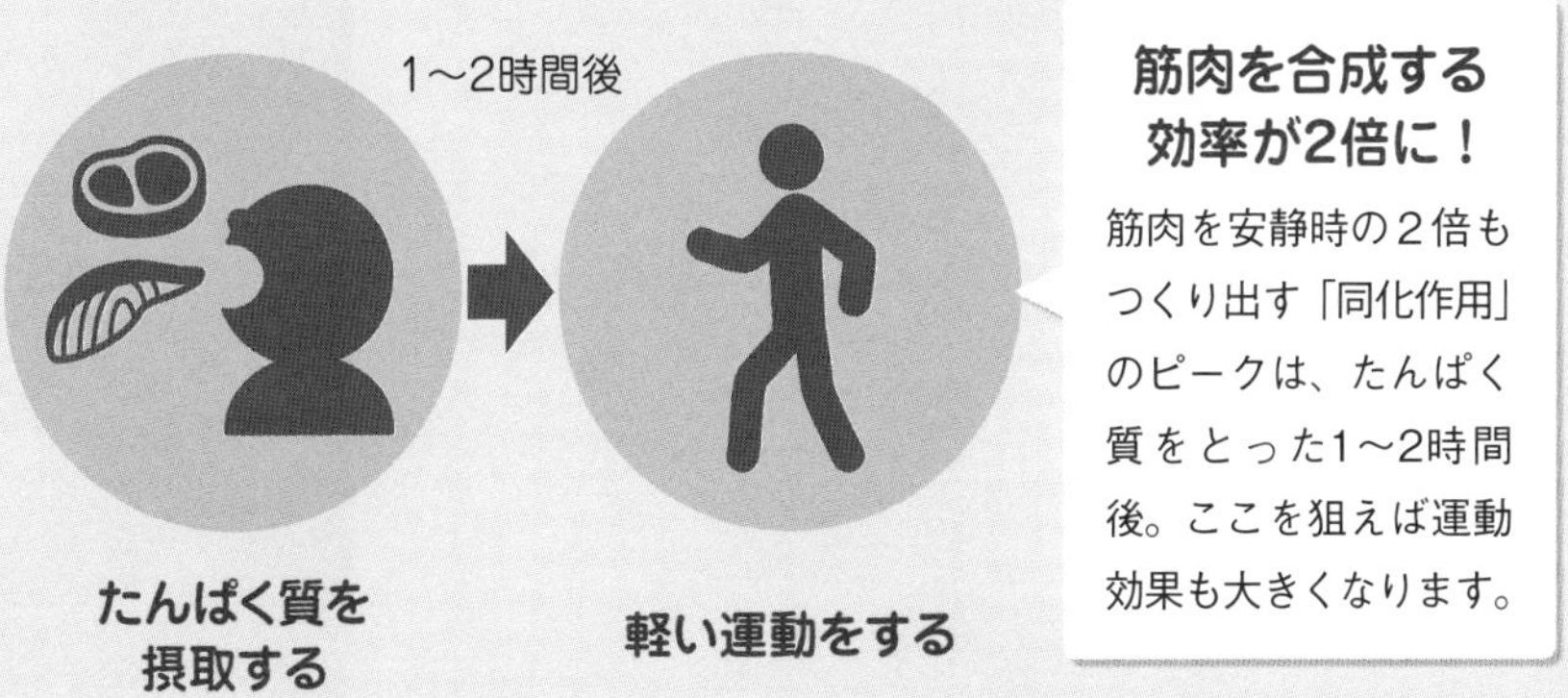
1〜2時間後
たんぱく質を
摂取する
軽い運動をする
筋肉を合成する
効率が2倍に!
筋肉を安静時の2倍もつくり出す「同化作用」のピークは、たんぱく質をとった1〜2時間後。ここを狙えば運動効果も大きくなります。

激しい運動はむしろ逆効果！

息が切れるような運動ではなく軽い負荷で

激しい運動をしなければ筋肉が増えないと思い込んでいる人もいますが、実は筋肉量を増やすには軽めの運動が適しています（P．116〜参照）。というのは、日常的に運動をしていない人が急にハードな運動をすると、かえって筋肉を減らしてしまうことがあるからです。

運動時のエネルギーは「糖質→脂質→たんぱく質」の順に消費されていきます。ただ、激しい運動で糖質や脂質を使い切ってしまうと、筋肉を構成するたんぱく質まで分解して使うことになり、結果として筋肉を減らしてしまいます。「筋肉量の減少→基礎代謝量の低下→内臓脂肪が減りにくくなる」といった最悪の連鎖を生まないためにも、適度な負荷の運動を心がけてください。

ほかにも、度を越したきつい運動は以下のようなリスクを伴います。

●免疫力の低下を招いたり、夏場は熱中症の危険性を高める
●腰や関節に負荷がかかり、急性・慢性的な痛みが生じる可能性がある
●血圧の上昇によって血管に負荷がかかり、血栓が生じたり、心臓病や脳血管疾患といった重大な疾患を招くリスクが高まる

いずれも無理をしないことが第一。体がオーバーワークにならないよう、各自の体力に合った運動負荷の調節が大切です。

激しい運動は筋肉が落ちる原因になる!?

ハードな運動で体内のエネルギーが過剰に消費され、筋肉をつくっている貴重なたんぱく質まで使われると、筋肉量や筋力が落ちる要因となります。

運動のやりすぎは筋肉を増やすどころか減らしてしまう！

運動時のエネルギー源は糖質や脂質ですが、激しい運動によってこれらがなくなると、筋肉を構成するたんぱく質が使われることに。結果、筋肉が分解されて、減ってしまいます。

激しい運動によるデメリット

免疫力を低下させる

過度な運動は体に大きなストレスを与え、免疫機能を低下させてしまうことがわかってきました。一方、適度な運動は免疫力を向上させます。

関節・腰などに負担がかかる

関節や腰といった体の部位同士を繋ぐジョイント部分は、負荷に弱い特徴があり、運動によって痛みが出てしまうことがよくあります。

熱中症のリスクが上がる

運動が激しくなればなるほど熱を多く産出してしまうため、特に気温や湿度が高い中での運動は熱中症になる危険性が高まります。

心臓病などの病気になりやすい

激しすぎる運動は血圧を上げて血管に負荷をかけるため、血栓ができたり、心臓病や脳血管疾患などのリスクを高める可能性があります。

効率よく内臓脂肪を燃焼させるためには次のページから紹介する軽い運動でOK！

大胸筋持ち上げ運動

1日
1セット
15回

正しい姿勢を保つために必要な胸と背中の筋肉を鍛え、体の前後のバランスを整える運動。姿勢がいいとそれだけで代謝が上がります。猫背や巻き肩の改善はもちろん、肩こりの解消にもおすすめです。

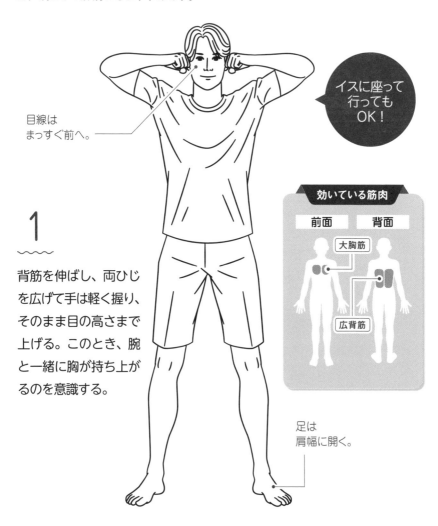

イスに座って行ってもOK！

1

背筋を伸ばし、両ひじを広げて手は軽く握り、そのまま目の高さまで上げる。このとき、腕と一緒に胸が持ち上がるのを意識する。

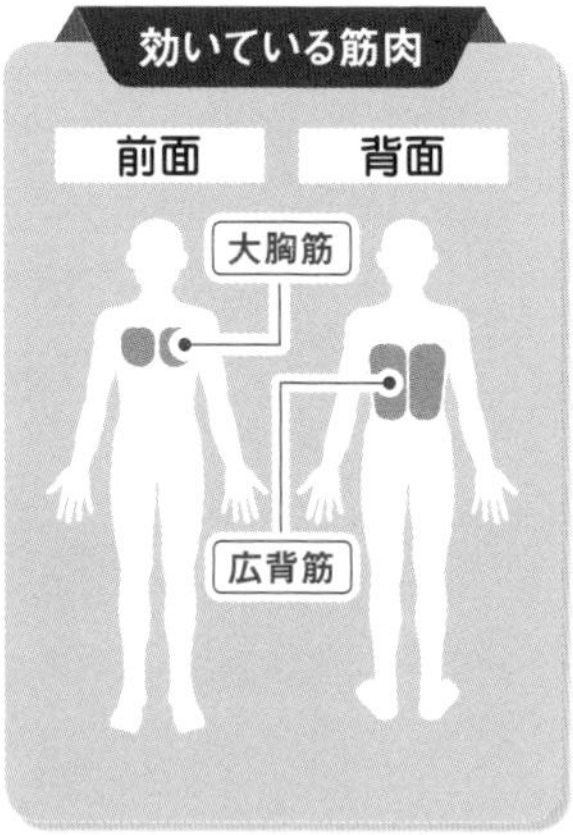

内臓脂肪が落ちるエクササイズ ①

2

息を吸いながら両ひじを水平に後ろに引いて肩甲骨を寄せる。3秒キープし、息を吐きながらゆっくり両ひじを元の位置に戻す。1と2の動きを15回繰り返す。

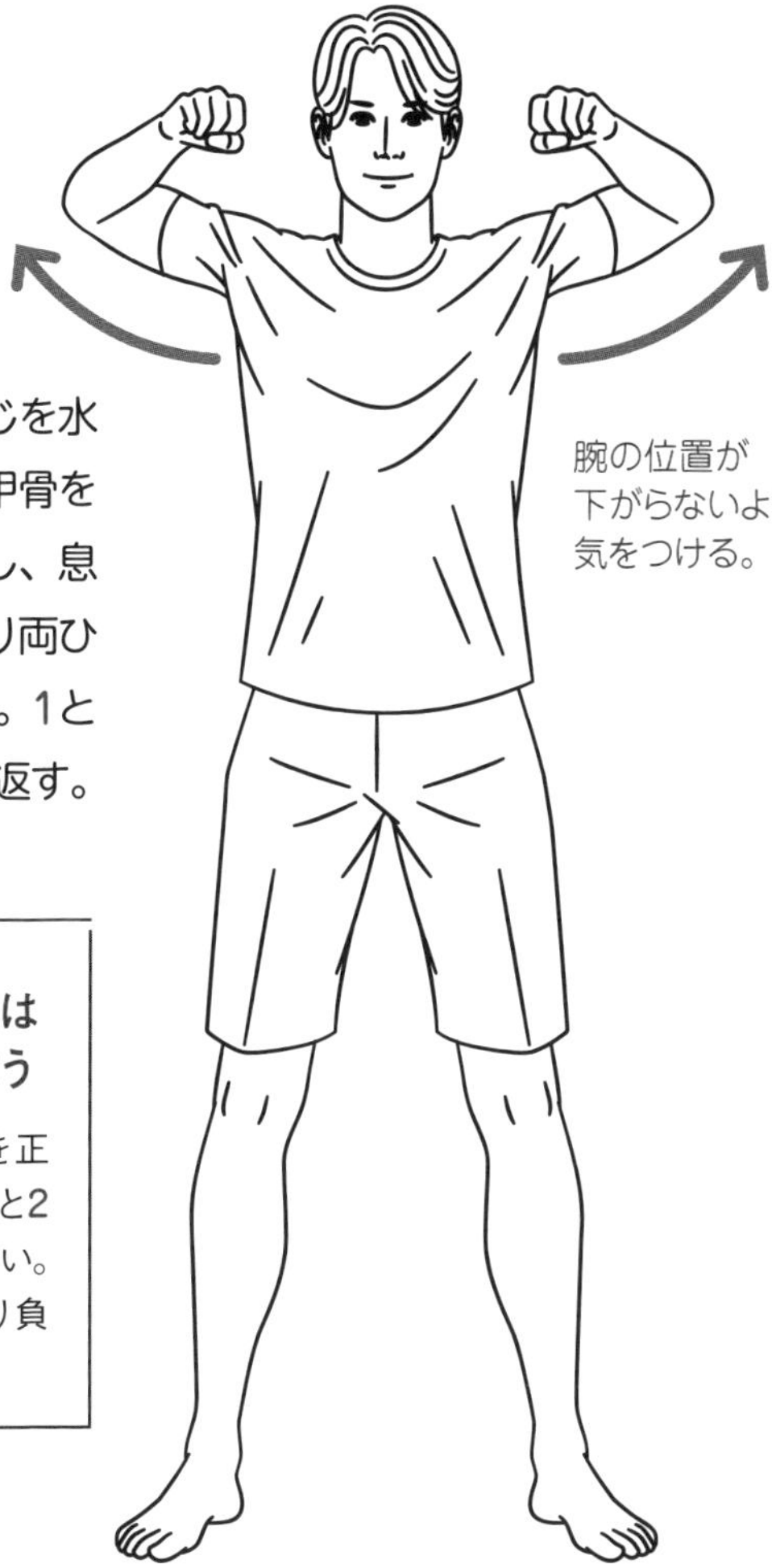

腕の位置が
下がらないように
気をつける。

CHECK !

もの足りない場合は手のひらを広げよう

手を開いて手のひらを正面に向けた状態で、1と2の動きを行ってください。手を開くことで、より負荷がかかります。

テーブルスクワット

1日
1セット
15回

太もも前の筋肉「大腿四頭筋」と背中の「広背筋」を同時に鍛えられる運動。体の大部分を占める大きな筋肉を鍛えることで、基礎代謝がアップし、やせやすい状態へと変化します。

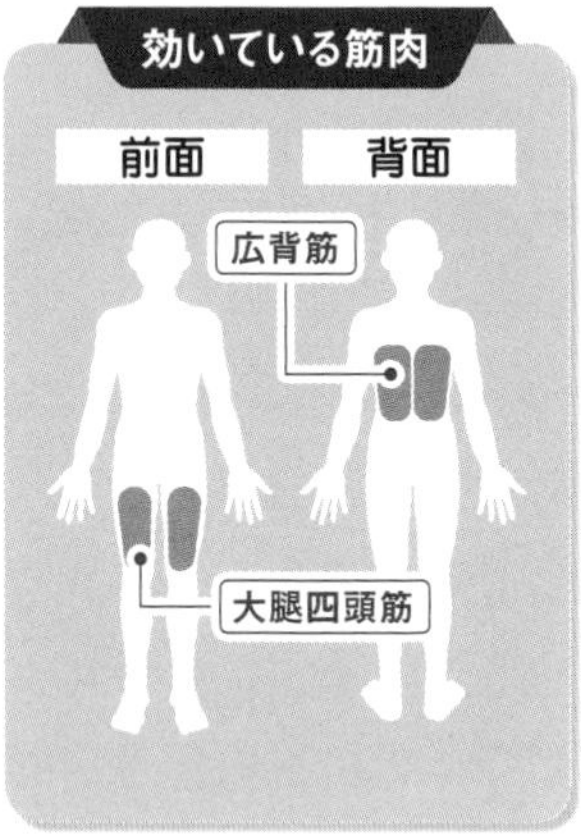

1

テーブルから離れすぎない位置に足をそろえて立つ。手は指先を内側に向けてテーブルにつき、ひじを広げる。

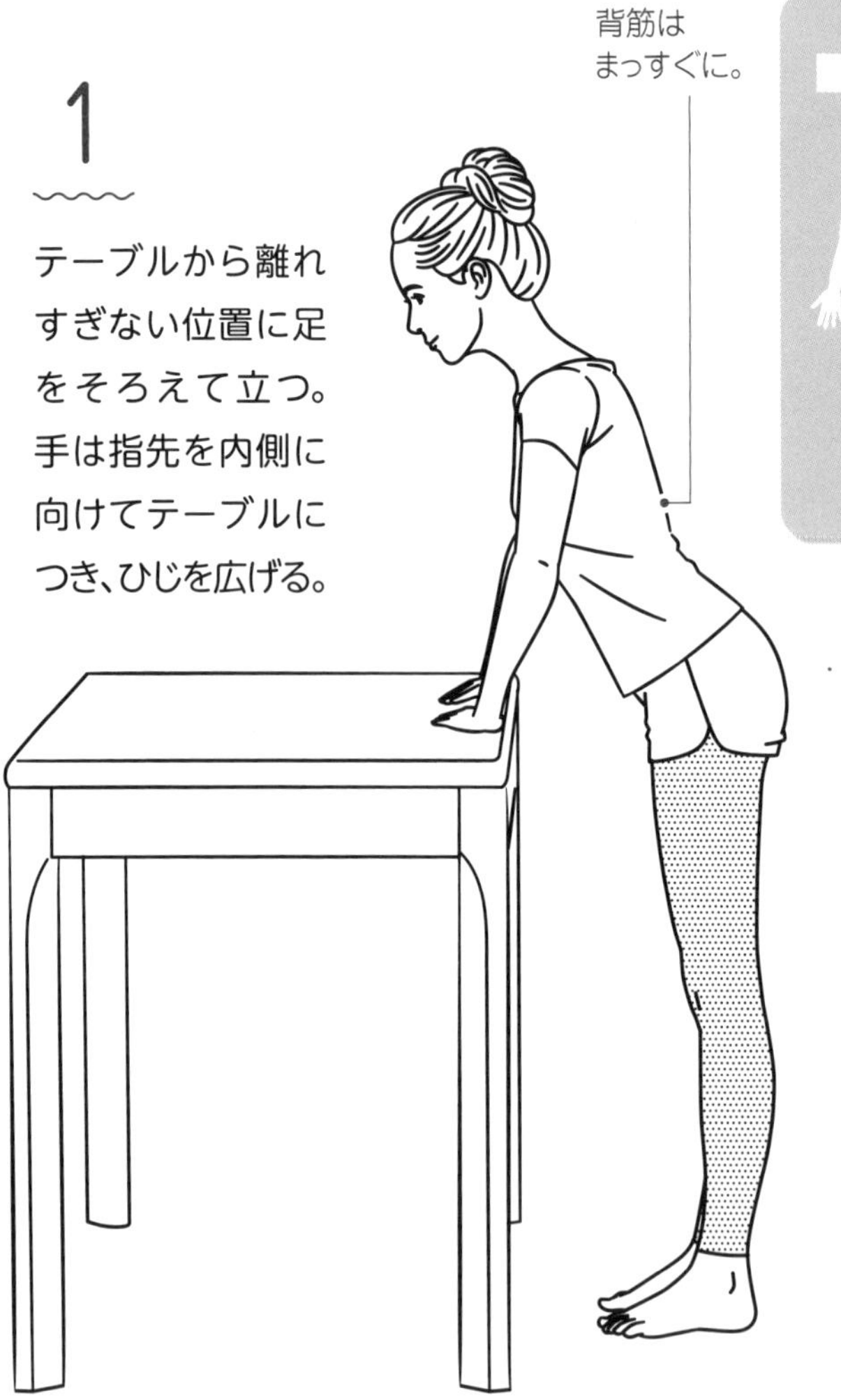

内臓脂肪が落ちるエクササイズ ②

CHECK！

もの足りない場合は足幅を広げよう

足幅を30㎝程度に広げて行うと、支点が分散するため、より筋肉を強化できます。ただし、広げすぎるとバランスが崩れるので注意が必要です。

2

2秒かけて体をゆっくり垂直に下げながら、ひざをテーブルの下に入れるように曲げる。2秒かけて垂直に体を上げて元の姿勢に戻る。この動きを15回繰り返す。

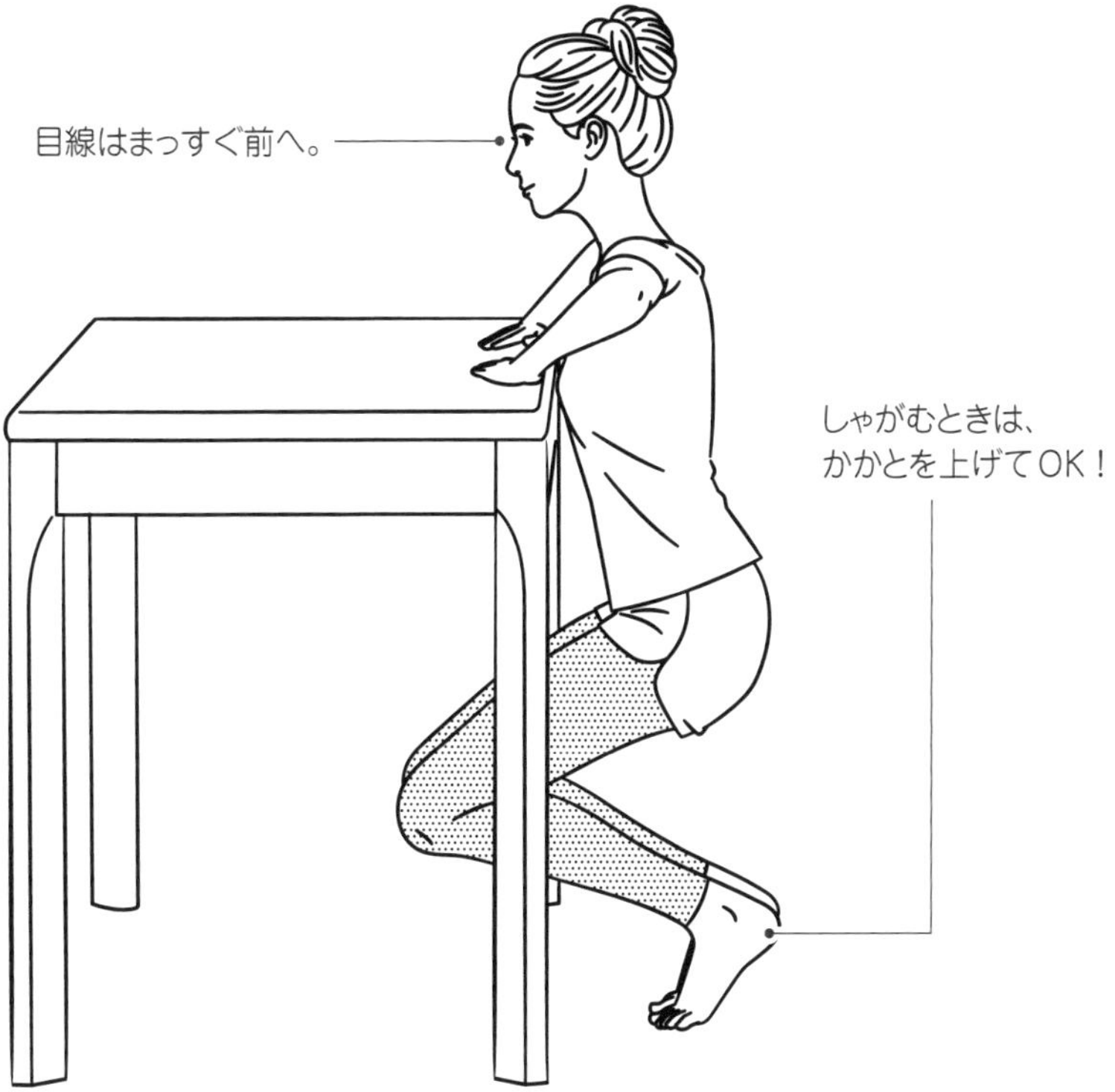
目線はまっすぐ前へ。
しゃがむときは、
かかとを上げてOK！

両足プッシュ運動

1日
左右各
15回

すねの前側の「前脛骨筋」と、ふくらはぎの「腓腹筋」が弱ると体幹が安定しなくなり、基礎代謝が下がるだけでなく転倒などの原因にも。この運動で、筋肉を鍛えると同時に柔軟性もアップできます。

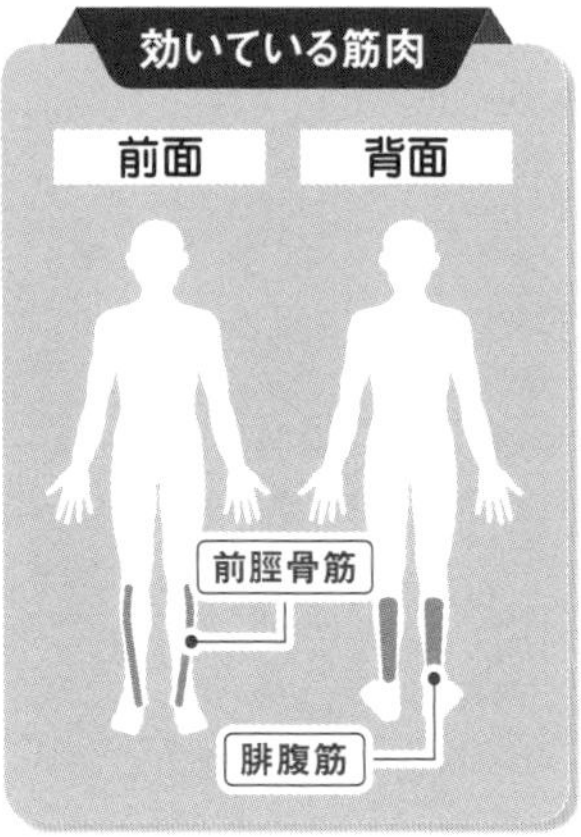

1

イスにしっかり座り、左足が上になるよう足首（アキレス腱のあたり）で左右の足を交差させて、床から少し上げる。

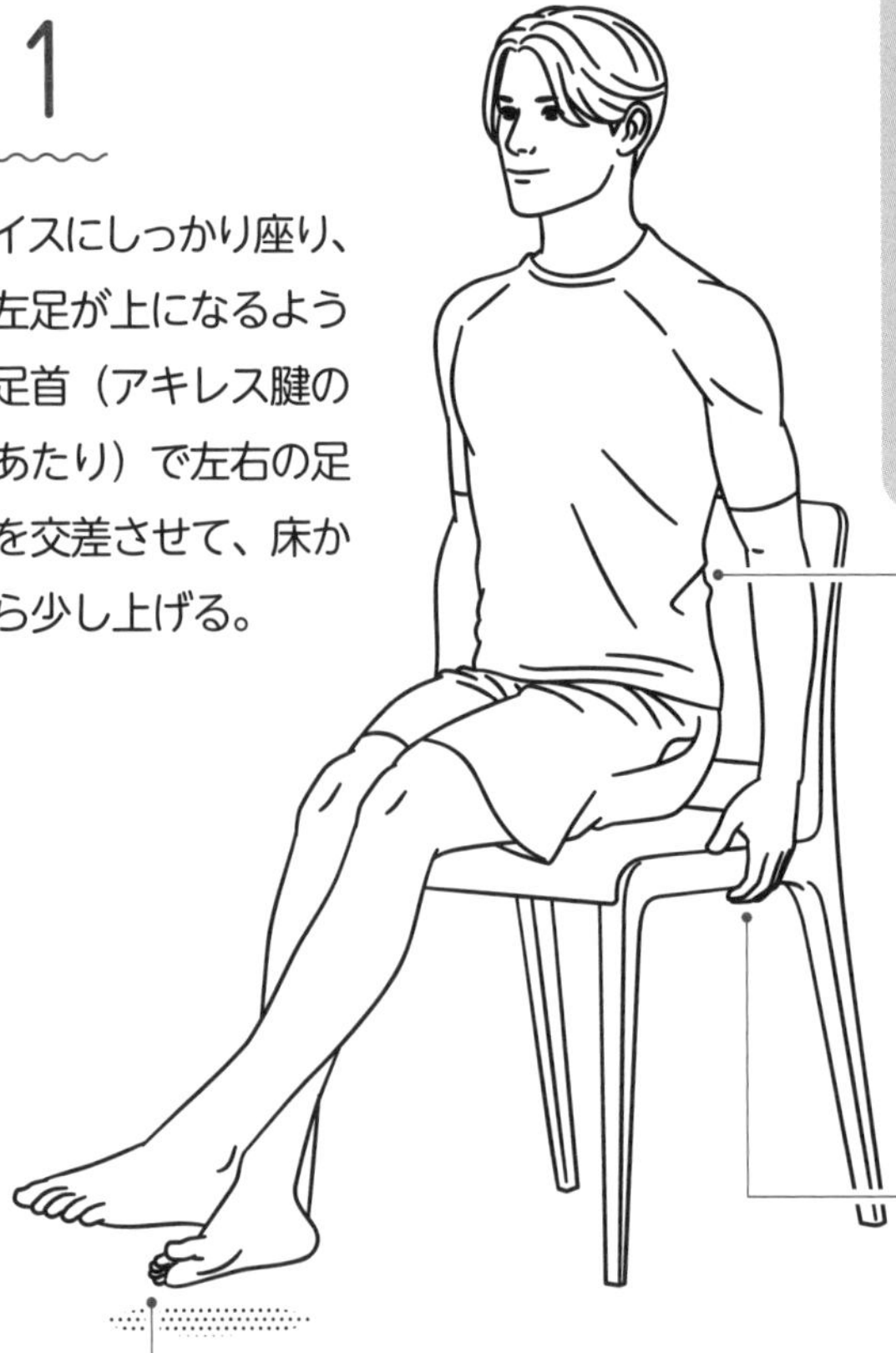

背筋は伸ばす。

手でイスをつかんでもOK！

足を上げるのがきつい場合は、右足のつま先はついていてもOK。かかとを上げることが重要です。

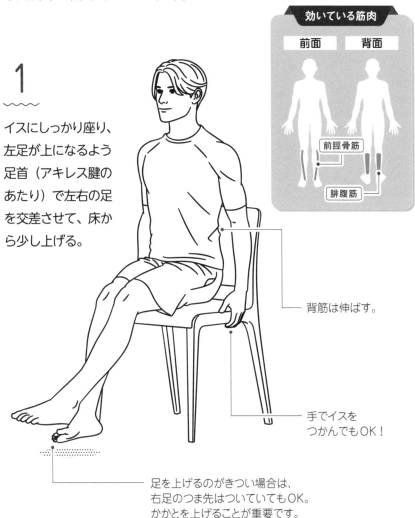

内臓脂肪が落ちるエクササイズ ③

CHECK !

もの足りない場合は
足の裏を合わせよう

もう少し強化したい場合は、足の裏を合わせて左右の足で押し合うように力を入れてみてください。太ももの内側の筋肉にも効きます。キープする時間や回数は同じです。

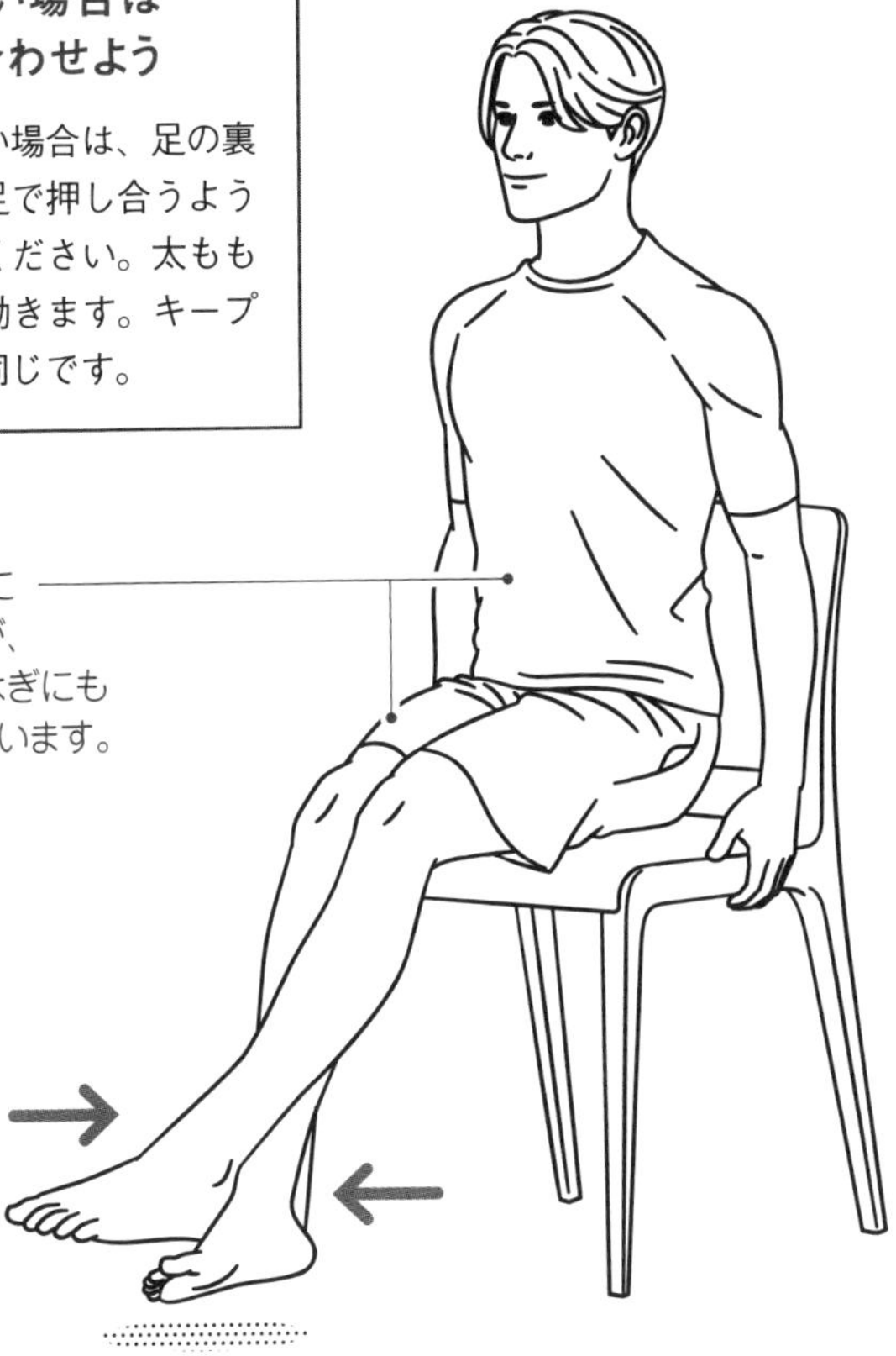
腹筋や太ももに
力が入りますが、
すねやふくらはぎにも
しっかり効いています。

2

上の足は手前に引き、下の足は前に向かって押す。両足で押し合うような状態で5秒キープしたら緩める。この動きを15回繰り返す。反対も同様に行う。

踏み台運動

1日
左右各
15往復

踏み台を使い、背中からお尻、太ももの裏側までの筋肉を鍛えられる運動です。ここを鍛えることで、歩くのはもちろん、階段の上り下りも楽に。リズミカルに行うことで有酸素運動にもなります。

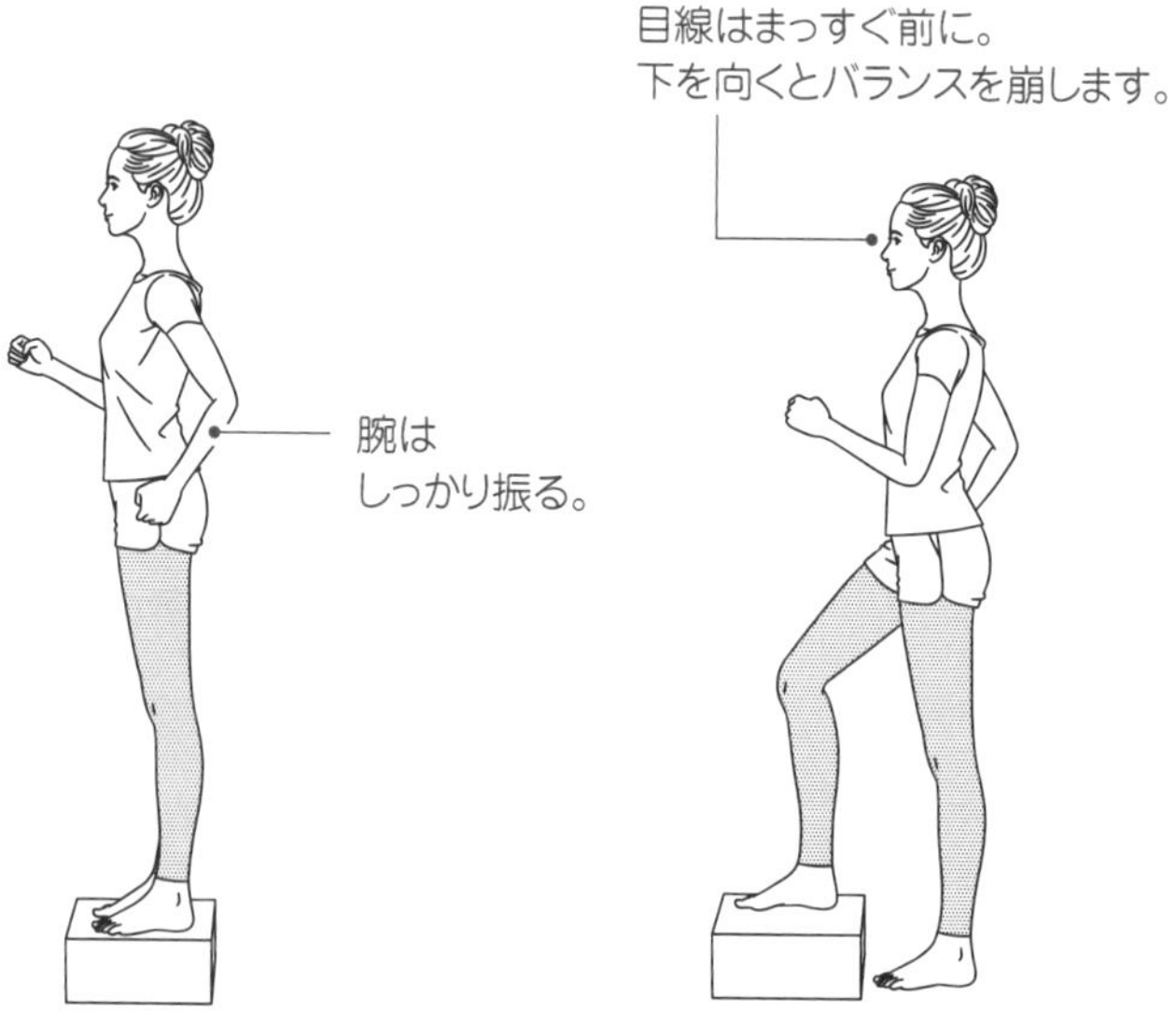
目線はまっすぐ前に。
下を向くとバランスを崩します。
腕は
しっかり振る。

1

右足を踏み台にのせる。

2

左足も引き上げて、台の上にしっかりのる。

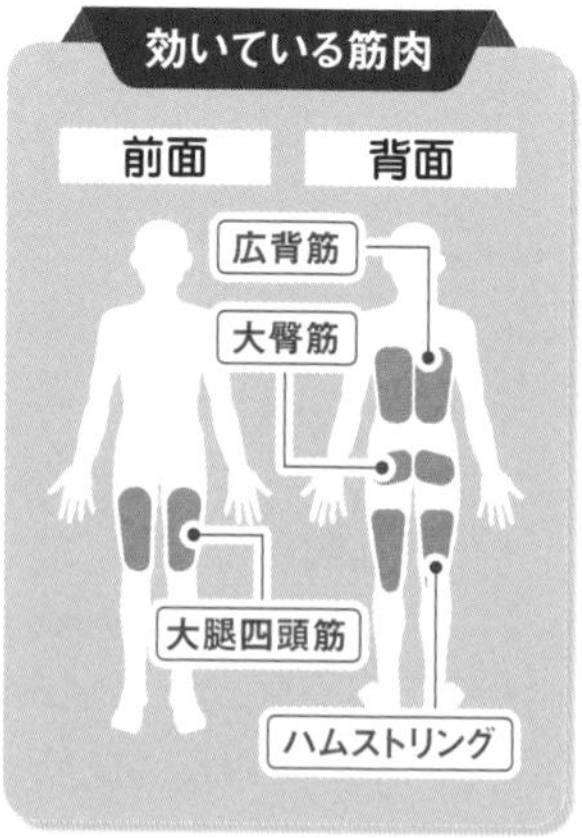

内臓脂肪が落ちるエクササイズ ④

CHECK！　踏み台について

高さは15㎝未満で、両足がきちんと収まる大きさのものを使用してください。身近な箱や台、自作のものを使用する場合は、強度や大きさに十分注意してください。踏み台昇降用のステップ台も販売されています。

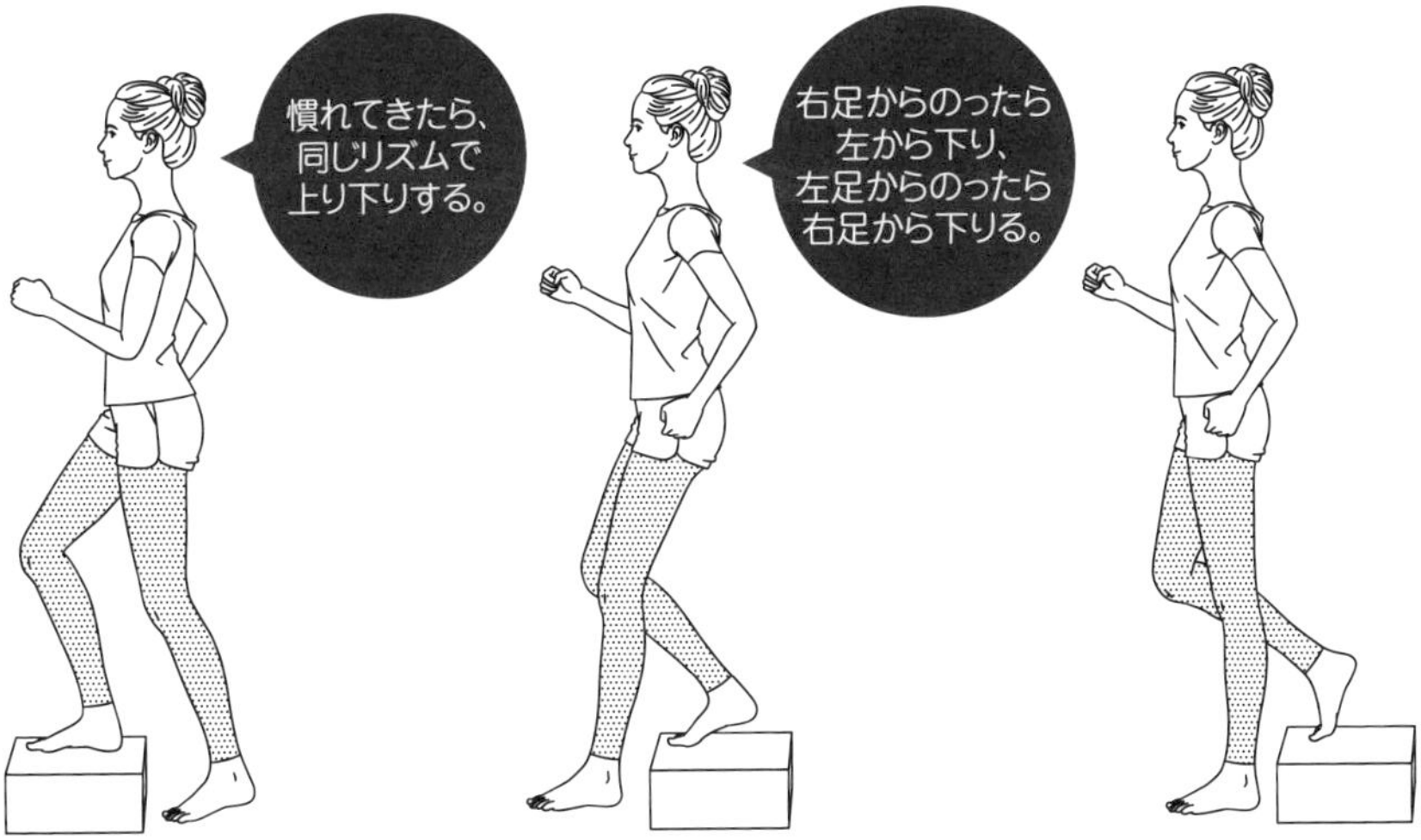
慣れてきたら、
同じリズムで
上り下りする。
右足からのったら
左から下り、
左足からのったら
右足から下りる。

3

左足、右足の順番で台の向こう側に下りる。

4

後ろ向きのまま右足を台の上にのせ、左足も引き上げて台の上にしっかりのる。

5

後ろ向きのまま左足、右足の順番で下り、1の位置に戻る。1〜5を1往復とし、これを15往復する。反対も同様に行う。

壁で腕立て伏せ

1日
1 セット
10回

より脂肪燃焼しやすい体になるために、二の腕の「上腕二頭筋」と「上腕三頭筋」、胸の「大胸筋」を鍛えましょう。一般的な床で行う腕立て伏せより体への負荷が少なく、簡単に行えます。

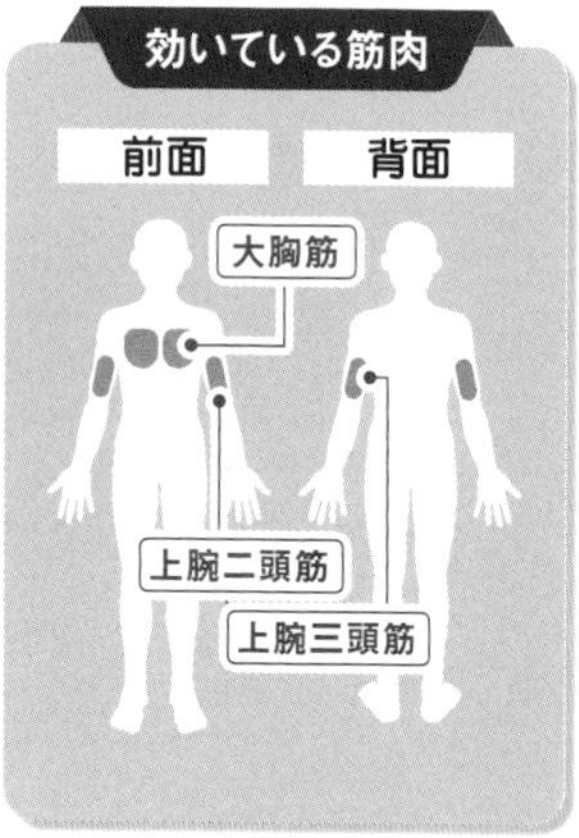

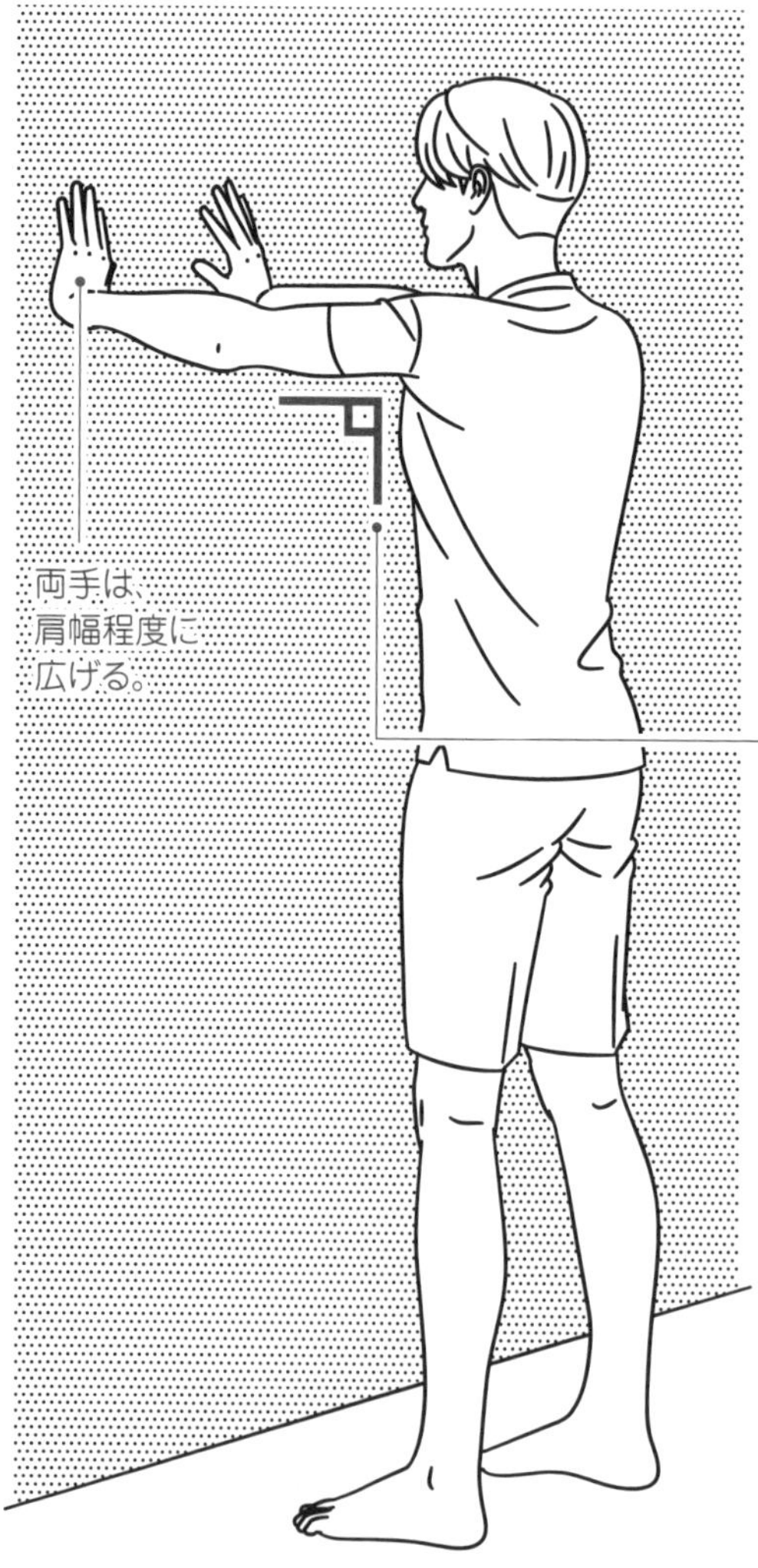

手は体に対して
90度になる位置につき、
指は上向き。

1

壁に向かって立ち、足は肩幅程度に開く。腕を伸ばして壁に手をつき、ひじが曲がらない距離まで離れる。

内臓脂肪が落ちるエクササイズ ⑤

2

3秒かけてひじをゆっくり曲げて壁に顔を近づけ、3秒かけて腕の力で壁を押して元の位置に戻る。この動きを10回繰り返す。

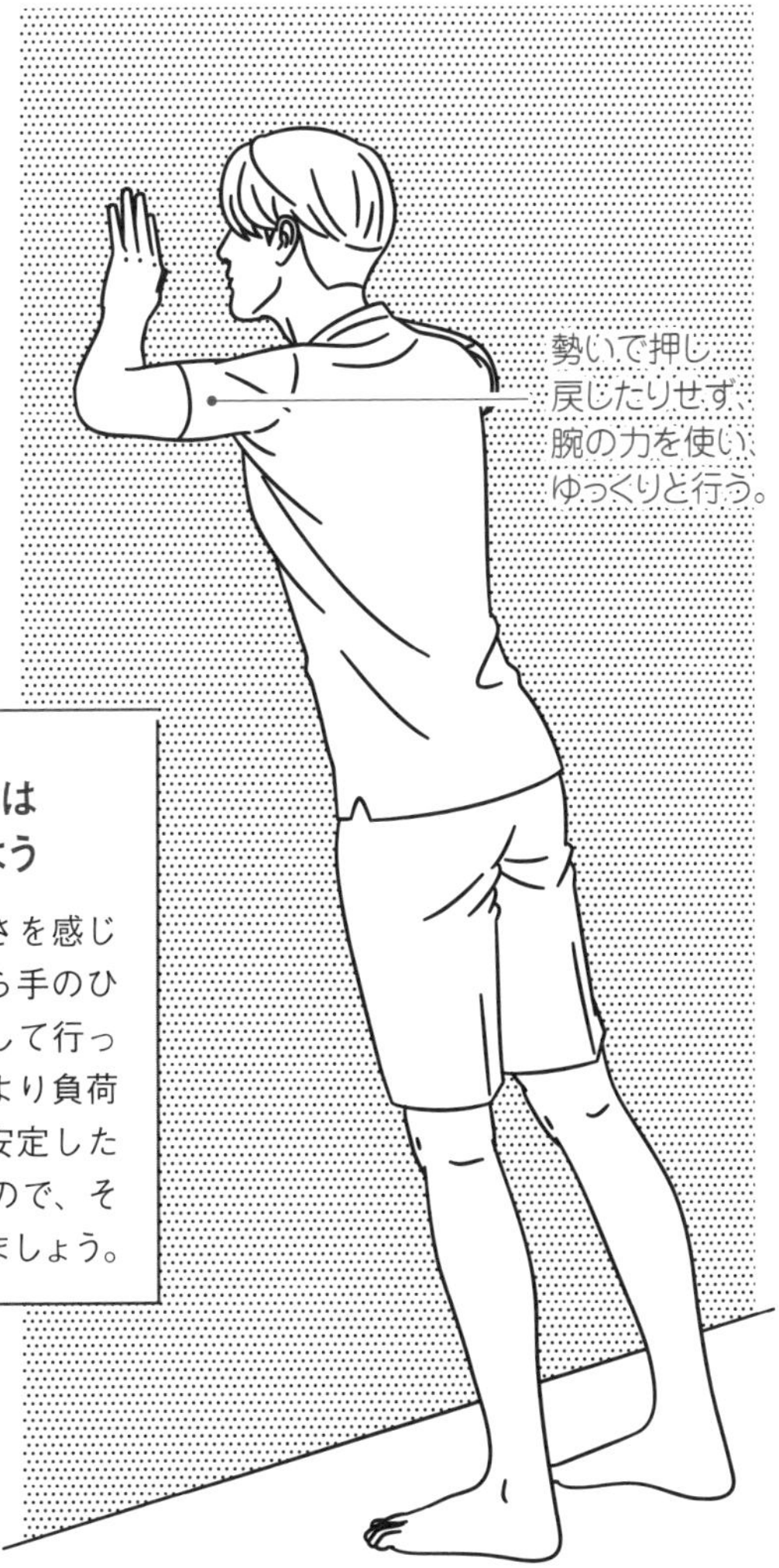
勢いで押し戻したりせず、腕の力を使い、ゆっくりと行う。

CHECK !

もの足りない場合は 手の位置を広げよう

慣れてきて、もの足りなさを感じたら、手の位置を肩幅から手のひらひとつ分だけ外にずらして行ってみてください。筋肉により負荷がかかります。ただし、安定した状態で行うことが大事なので、それ以上は広げないようにしましょう。

おわりに

ダイエットは決して楽なものではありません。ましてや、この方法が一番などというものはないと私は思っています。ダイエットの目的、取り組む姿勢、そこに費やせる時間、さらには根気・意志の強さなど、様々な要因が人によって全く違うからです。

とはいえ、内臓脂肪が高血圧や糖尿病、はては脳卒中・心臓疾患・腎機能障害など、重大な疾患の原因となっていることは紛れもない事実。病気になって、はじめて健康のありがたさに気づくようでは遅すぎます。少しずつでも構いません。自分なりのやり方で、内臓脂肪へのケアを怠らないようにしたいものです。

例えば、健康診断でA判定だった項目がBやCの判定になってしまったとします。そのまま経過を見守るのもいいのですが、体重も前回の健康診断時より増加しているのであれば、ほんの少しダイエットを始めてください。わずかに体重を落とすだけで、全ての項目が再びA判定に戻る可能性が大いにあります。なぜなら、内臓脂肪の増加が不調の要因になっていることがよくあるからです。

だからといって、苦行のようなダイエットでは到底長くは続きません。また、体力に見合わないトレーニングもかえって体を壊すだけです。

本書で紹介してきた、無理せず行える食事法や、簡単に誰でもできる運動などを、気軽な気持ちでマイペースに続けてみてください。

その結果として、みなさまの内臓脂肪の低減に少しでもお役立ていただければ、この上なく幸せです。

よこはま土田メディカルクリニック院長　土田 隆

著者　よこはま土田メディカルクリニック院長 **土田 隆**（つちだ・たかし）

よこはま土田メディカルクリニック院長、日本医師会認定産業医、日本スポーツ協会公認スポーツドクター。東邦大学医学部卒業後、東邦大学医療センター大森病院脳神経外科学教室入局。1987年、磯子脳神経外科病院設立と同時に赴任。1989年、同院副院長就任。1991年、磯子中央病院合併と同時に同院副院長就任。磯子中央病院健康管理センター発足とともにセンター長を兼任。2011年、よこはま土田メディカルクリニックを開設。脳神経外科医時代に、激務の結果生活リズムが崩れ、88kgまで体重が増加。その後、無理なダイエットがたたり、体調を崩した経験から、予防医療の必要性を実感する。クリニックで診察を続ける傍ら、著作の上梓やテレビなどのメディア出演もこなすなど、活躍中。著作に『飲むだけで筋肉がつきやすくなる 70歳からの筋トレスープ』、『肥満治療の名医が考案 たった2週間で内臓脂肪が落ちる高野豆腐ダイエット』（ともにアスコム）など、監修書・著書多数。

YouTube
はこちら

【参考文献】
『眠れなくなるほど面白い 図解 体脂肪の話』（著者 土田隆・日本文芸社）
『2週間で体重10%減！ おかゆダイエット』（著者 土田隆・マガジンハウス）
※このほかにも、多くの書籍やWebサイトを参考にしております。

【BOOK STAFF】
編集　森田有紀、矢ヶ部鈴香、海平里実、塩屋雅之（オフィスアビ）
編集協力　児玉光彦、南 朋子
イラスト　内山弘隆
装丁デザイン　小倉誉菜、森田篤成
本文デザイン　成富英俊（成富デザイン事務所）
装丁イラスト　羽田創哉
料理制作　磯村優貴恵
校閲　玄冬書林

肥満治療《ひまんちりょう》の名医《めいい》が教《おし》える

図解《ずかい》 内臓脂肪《ないぞうしぼう》がごっそり落《お》ちる食事術《しょくじじゅつ》

2023年10月 1 日　第1刷発行
2024年10月 1 日　第4刷発行

著　者　土田《つちだ》 隆《たかし》
発行者　竹村 響
印刷所・製本所　株式会社光邦
発行所　株式会社日本文芸社
〒100-0003　東京都千代田区一ツ橋1-1-1 パレスサイドビル8F
乱丁・落丁などの不良品、内容に関するお問い合わせは
小社ウェブサイトお問い合わせフォームまでお願いいたします。
ウェブサイト　https://www.nihonbungeisha.co.jp/

Printed in Japan 112230920-112240920Ⓝ04（302010）
ISBN 978-4-537-22144-2

編集担当：上原